KB179457

치매 걸린 뇌도 좋아지는 두뇌 체조

좋아지는

10만
사람이
실천!

▼ 도호쿠대학가령연구소 소장 / 뇌과학자

가와시마 류타(川島隆太) 지음

이주관 감수
오시연 옮김

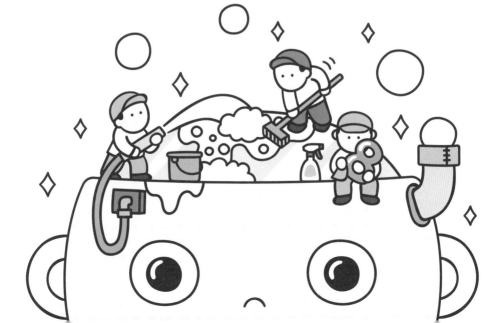

학습이 뇌에 기적을 일으켰다

TV에 나온 유명인의 이름이 떠오르지 않는다.
어젯밤에 무엇을 먹었는지 생각나지 않는다.
친구와 영화를 보러 갔었는데, 영화 제목이 전혀 기억나지 않는다.

50대에 접어들면서 조금씩, 하지만 확실하게 늘어난 '건망증'이다.
이 책을 집어 든 여러분도 '어쩔 수 없는 일'이라고 받아들이는 한편
으로 해가 갈수록 심해지는 이 현상을 그냥 둬도 될지 불안해 할 것
이다.

요즘 가장 두려운 병은 암보다 치매라고 한다.

치매, 또는 인지증(認知症)이라고 불리는 이 병은 뇌세포가 죽거
나 활동이 둔화하여 발생한다. 이 병에 걸리면 조금 전에 한 자신의
행동을 깜빡하는 것에서 시작하여 판단, 감정 표현, 시간 관리가 점
차 힘들어지고 자기 주변의 현실을 점점 인식하지 못하게 된다.
왜 많은 사람이 치매에 걸릴까 봐 두려워할까?

초기 단계에 발견되어도 **완치할 치료법이 없는 '걸리면 끝'인 병으로 인식했기 때문이다.**

…… 그런데 인식했다니? 과거형 문장이다. 하지만 오타가 아니다.

최근 약을 사용하지 않고도 **치매 증상을 극적으로 개선하는 비약물 요법이 등장하여** 치매 환자와 가족에게 희망을 안겨주었다. 비약물요법이라고 불리는 몇 가지 방법 중에서도 우리가 하는 것이 '학습요법'이다.

학습요법은 도호쿠대학(東北大學) 가령(加齡)의학연구소 소장이자 '두뇌 트레이닝'으로 잘 알려진 나와 구몬교육연구회 학습요법센터가 공동 개발하여 2001년부터 시행했다.

2011년에는 미국에서도 실증 시험을 시행하여 학습하는 환자의 인종과 언어와 상관없이 동일한 개선 효과가 있다는 것도 증명되었다. 현재 하루 1만 5천 명 이상이 학습요법을 실천하며 고맙게도 세계의 주목을 받고 있다.

약보다 뛰어난 '학습요법'의
놀라운 효과

그러면 증상 진행을 약으로 늦출 수밖에 없다고 인식되었던 치매에 약을 사용하지 않는 학습요법이 실제로 어떤 효과를 발휘했을까?

- 가족의 얼굴을 제대로 인식할 수 있게 되었다.
- 무표정이었던 사람이 미소 지을 수 있게 되었다.
- 기저귀를 차던 사람이 스스로 화장실에 갈 수 있게 되었다.
- 남에게 관심을 보이지 않았던 사람이 주위 사람에게 먼저 말을 걸게 되었다.
- 남의 도움을 받지 않고 혼자서 옷을 갈아입을 수 있게 되었다.
- '어제는 서점에 가서 잡지를 샀다'는 식으로 시간과 장소를 기억하게 되었다.
- 생활 전반에 의욕을 보여 레크리에이션이나 재활 활동에 참여하게 되었다.
- 대화가 통하게 되었다.
- 과거의 기억이 선명하게 떠올라 어린 시절이나 일하고 있었던 무렵의 이야기를 하게 되었다.

학습이 뇌의 노화를 방지하고 치매를 개선한다!

아래 그림은 일본 센다이시와 도호쿠대학이 공동 실시한 연구 결과다. 간단한 계산과
낭독으로 뇌 기능을 유지하고 치매 증상을 개선한다는 연구이며
6개월간의 학습이 뇌 기능을 강화했음을 알 수 있다.

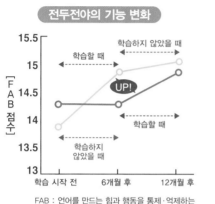

FAB : 언어를 만드는 힘과 행동을 통제·억제하는
전두엽 기능을 조사하는 실험

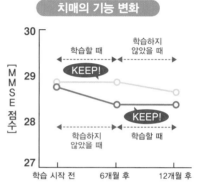

MMSE : 이해력과 판단력 등 인지 능력을 조사하는 실험

이것은 개선 사례 중 일부이지만 학습자들에게 일어난 변화가 생활
의 질을 높였다는 사실을 알 수 있다.

학습요법의 힘은 무작위 비교 대상 실험으로 나온 수치에도 명확히
증명되었다.

치매 고령자를 첫 반년 동안 학습한 그룹(녹색)과 첫 반년은 학습
하지 않은 그룹(노란색)으로 나누어 학습을 시작하기 전과 후에 두
종류의 뇌 기능 검사를 했다. 그러자 위의 그림처럼 학습요법을 실시
한 그룹은 두 검사에서 모두 수치가 개선되었다.

그런데 학습요법이 뭐지?

대단한 효과가 있다고 하고 대학 교수가 개발했다고 하는데, 게다가 '학습'이라는 말이 붙은 것을 보면 힘들지 않을까? 이렇게 생각하지 않는가?

하지만 잠깐만. 뇌(腦)과학 연구에 따르면 뇌는 힘들고 어려운 작업을 해도 별로 반응하지 않는다. 그러므로 **학습요법은 오히려 단순 작업을 반복하는 것으로 이루어진다.**

예를 들어 '8+1'이나 '5-2'와 같은 한 자릿수 연산이나 '코끼리', '너구리', '꽃', '바람'과 같은 간단한 글자를 소리 내어 말하거나 받아쓴다. 다른 사람과 함께 할 수도 있고 집에서 혼자 할 수도 있다. 그리고 오랜 시간을 들일 필요도 없이 하루 10~15분이면 충분하다.

생각보다 훨씬 쉽고 시간도 걸리지 않아서 금방 끝난다. 게다가 학습요법은 **치매 환자의 뇌 기능을 유지·향상할 뿐 아니라 고령자의 치매 증상을 예방하는 데도 효과적이다.**

여러분은 치매 예방 방법인 '두뇌 트레이닝'이라는 말을 들은 적이 있는가? 뇌를 단련하는 트레이닝의 약칭이다. 여러분 중에도 '손자의 성화에 못 이겨 게임을 샀거나' '한번 해볼까 하고 연산 문제집을 산 적이 있는' 사람이 있지 않을까?

학습요법의 이론은 실은 '두뇌 트레이닝' 이론과 완전히 일치한다.

세부 내용은 1장에서 이야기하겠지만 숫자나 글자 같은 '기호'를 사용하여 뇌가 최대한 빨리 정보를 처리하게 함으로써 뇌를 단련하고 그 과정을 매일 반복하여 뇌 기능 저하를 방지한다.

운동을 하지 않으면 몸이 점점 쇠약해지기 마련이다. 그리고 뇌에도 같은 말을 할 수 있다.

학습이 생활에 미치는 좋은 영향

간단한 계산을 하거나 글자를 소리 내어 읽으면 계산 속도가 빨라지고 기억력이 좋아진다. 그런 의미에서 '뇌를 단련할 수 있다'는 것은 쉽게 이해할 수 있을 것이다. 하지만…

'이제 와서 계산 속도가 빨라져서 뭐 하겠어?', '기억력이 좋아지면 좋지. 하지만 이것만으로 정말 치매를 예방할 수 있단 말이야?'라는 소리가 들리는 듯하다.

그러나 걱정할 필요 없다.

인지과학 연구에 따르면 **두뇌 트레이닝을 열심히 하면 계산과 기억과는 직접 관련이 없는 능력도 함께 향상된다**고 밝혀졌다. 쉽게 말하자면 계산력이나 기억력이 늘면 기분 좋은 '덤'이 따라온다는 것이다. 구체적으로는 나이가 들면서 늘어나는 '일상생활에서의 불편함'에서 여러분을 해방해 주는 좋은 영향이 많다는 뜻이다.

그러면 구체적인 예를 들어보자.

● 감정을 통제할 수 있다 = 심하게 짜증나는 일이 줄어든다

나이를 먹으면 툭하면 화를 내게 된다고들 하는데 감정을 다스리지 못하는 것이야말로 뇌 기능이 쇠퇴하는 초기 증상이라고 할 수 있다. 두뇌 트레이닝으로 뇌를 단련하면 돌발적 감정을 통제, 즉 인내력을 회복할 수 있다.

● 주의력과 판단력, 공간 인지 능력이 향상된다 = '모르는' 일이 줄어든다

사물을 분간하거나 이야기를 듣고 이해하고 지도나 인파 속에서 목적지를 잘 찾거나 자신이 있는 장소를 특정하는 주의력과 판단력도 두뇌 트레이닝으로 되찾을 수 있다. 사회 규범에서 벗어나는 일이 줄고 문제에 휘말리는 경우가 적어진다.

● 새로운 일에 흥미와 의욕이 솟아난다 = 소통이 잘된다

두뇌 트레이닝으로 '한 번도 본 적이 없는 것'에 자주 흥미를 갖게 되고 새로운 일을 처리하는 능력이 향상된다.

요컨대 학습에는 일상생활의 질을 향상하는 힘이 있다는 말이다. 학습 요소를 이용한 두뇌 트레이닝을 하면 독립적이고 평온한 생활을 이룰 수 있다.

100세가 넘어도
'쌩쌩한 뇌'로 살자

나이를 먹으면 뇌와 몸이 쇠퇴한다. 이것은 누구에게나 일어나는 일이며 명백한 사실이다. 하지만 그렇다고 해서 '할 수 없는 일'이라며 체념하면 되는 것일까?

어제 저녁밥을 먹으며 '맛있다', '행복하다'고 느꼈는데, 다음 날 아침이 되자 아무것도 기억나지 않는다. 예전에는 매주 영화관에 가서 스크린에 나오는 멋진 이야기에 몰두했었는데, 지금은 무엇을 봐도 무엇을 들어도 덤덤하다. 책을 읽기도 싫고 사람을 만나기도 귀찮고 외출하는 것도 마음이 내키지 않는다.

남은 인생, 자신의 내면에 있는 '가능성'이라는 문이 하나씩 하나씩 조용히 닫히는 나날을 보내도 좋은가? 진심으로 그렇게 생각하는지 마음의 목소리에 귀를 기울여보자.

다시 한 번 말하겠다. 나이를 먹으면 뇌와 몸이 쇠퇴한다.

왜 쇠퇴할까? 그것은 사용하지 않기 때문이다.

뇌도 몸과 마찬가지로 일상적으로 사용하며 단련하면 본래의 기능을 되찾으려 한다. 이것은 앞서 학습요법을 설명할 때 치매 환자의 증상이 개선되었다는 연구로도 증명된 일이다. 쇠퇴 현상에 제동을 걸 수 있다면 나이를 먹는 일을 긍정적으로 생각할 수 있을 것이다.

오랜 세월을 걸쳐 쓴맛 단맛 다 보며 다양한 경험을 쌓아온 여러분은 모두 훌륭한 '삶의 지혜'를 갖고 있다. 긴 시간 노력해서 손에 넣은 그 지혜를 잘 살려서 남은 시간을 풍요롭게 보내자.

그러려면 먼저 몸은 물론 뇌의 기능을 유지해야 한다.

이 책은 최신 뇌(腦)과학 연구를 통해 밝혀진 노하우를 듬뿍 담았다. 이 책을 통해 여러분이 원하는 바를 이룰 수 있기를 바란다.

서문

제 1 장 뇌에도 체조가 필요한 이유

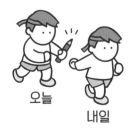

오늘　　내일

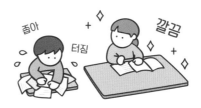

 제 2 장 뇌가 깔끔해지는 두뇌 체조

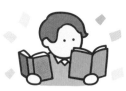

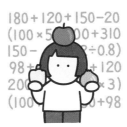

뇌에 좋은 생활, 뇌가 쇠퇴하는 생활

이 책의 사용 방법

지금 당장 두뇌 체조를 실천하고 싶다면

➡ **시계나 스톱워치, 종이와 펜을 준비해서 2장(41쪽)으로**

각 문제에는 해답란이 있다.

해답란에 직접 적어도 되지만 매일 반복해서 하려면

해답 용지를 별도로 준비하거나 복사해서 사용하자.

뇌를 단련하려면 '정답 수'보다는 '속도'를 의식하는 것이 중요하다.

반드시 시계나 스톱워치를 옆에 두고 시작하자.

두뇌 체조가 필요한 이유 등 근거를 알고 싶다면

➡ **뇌가 쇠퇴하는 이유와**
   두뇌 트레이닝으로 뇌의 어느 부분이 단련되는지 설명하는 1장(17쪽)으로

일상생활에서 실천할 수 있는 두뇌 체조를 알고 싶다면

➡ **뇌에 좋은 생활습관을 들이는 방법을 설명하는 3장(101쪽)으로**

뇌에도 체조가
필요한 이유

나이가 들어가면서 뇌가 쇠퇴하는 이유와 그 현상에 제동을 거는 비결이다.
그림을 곁들여 알기 쉽게 설명한다.

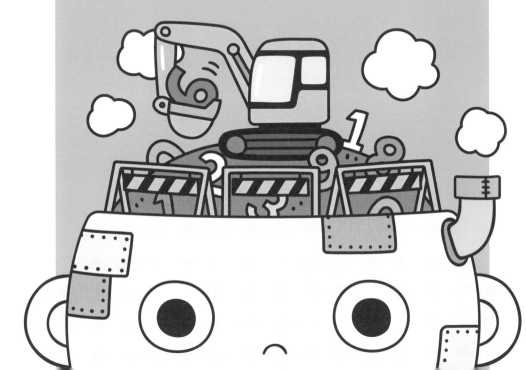

뇌가 쇠퇴한다는 건 어떤 것일까?

뇌에는 많은 기능이 있다. 어떤 일을 기억하고 소리를 듣고 이야기하고 주의를 기울이고 분석하고 더위와 추위를 느끼고 몸을 움직이는 등 의식·무의식과 상관없이 인간이 살아가는 데, 필요한 모든 일의 사령탑 노릇을 하는 것이 뇌다.

뇌의 구조도 무척 복잡하다. 여러분의 이해를 돕기 위해 뇌를 '컴퓨터'로 바꿔서 생각해보자.

일반적으로 **'성능이 뛰어난'** 컴퓨터에는 두 가지 공통점이 있다. **하나는 계산 속도가 빠른 것, 또 하나는 작업 영역이 크다**는 것이다.

계산은 '정보 처리'라는 말로 바꾸어 말할 수 있다. 외부에서 입력된 정보를 뇌(腦)에서 신속하게 대처하는 힘이다. '작업 영역'이라는 말이 잘 와 닿지 않는 사람은 정보를 처리하기 위한 '작업 책상'이라고 생각하자.

우리 뇌에 대해서도 똑같은 말을 할 수 있다. 계산 속도가 빠르고 막힘없이 작업하는 뇌가 뛰어난 뇌 = 쇠퇴하지 않는 뇌라는 말이다.

젊었을 때는 모두 넓은 작업 책상을 갖고 있으므로 필요한 자료들

뇌의 작업 영역 = 노화는 책상이 작아지는 것이다

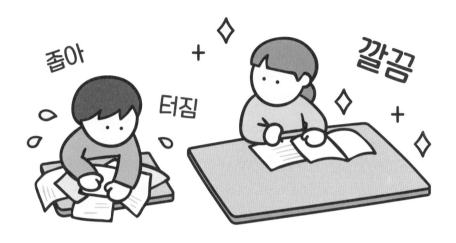

을 늘어놓고 마음껏 작업할 수 있다. 그러나 나이가 들면 책상이 점점 작아진다. 공책 하나만 펼쳐도 꽉 찰 정도로 작은 책상에서는 원활하게 작업이 진행되지 않는다. 그뿐 아니라 계산 속도도 떨어져서 애초에 작업할 힘이 솟지 않는다.

뇌에는 이 '작업 책상 위에서 여러 정보를 처리하는 작용'을 담당하는 장소가 있다. 전두엽에 있는 '전두전야(前頭前野)'라는 곳이다. 즉 뇌가 쇠퇴한다는 말은 실은 전두전야의 작용이 쇠퇴한다는 뜻이다.

뇌의 전두전야가 무엇일까?

전두엽이니 전두전야니 하는 전문 용어가 등장했다. 그러면 뇌의 기초 지식을 간단히 살펴보자.

뇌는 한 덩어리가 아니라 크게 대뇌, 소뇌, 간뇌라는 세 부분으로 나뉜다. 여기서 뇌 전체의 약 80%의 무게를 차지하는 것이 대뇌다.

대뇌는 전두엽(이마엽), 두정엽(마루엽), 측두엽(관자엽), 후두엽(뒤통수엽)이라는 네 영역으로 구분되며 각각 다른 역할을 한다.

그 가운데 전두엽의 대부분을 차지하는 것이 전두전야다.

그림을 보면 알겠지만, 전두전야 영역은 다른 부위보다 상당히 크다. 크기와 역할의 중요도는 비례하므로 **전두전야가 인간이 인간답게 사는 데, 필요한 차원이 높은 기능을 맡고 있음을 알 수 있다.**

- 생각한다.
- 충동적인 행동(폭력 등)을 참는다.
- 충동적인 감정(분노 등)을 참는다.
- 사람과 대화한다.

인간다움을 관장하는 전두전야

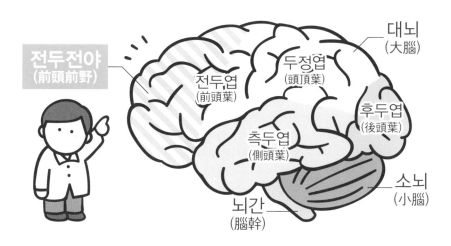

- 새로운 것을 기억하거나 옛날 일을 떠올린다.

- 의식과 주의를 집중한다.

- 의식과 주의를 분산한다.

- 의욕을 낸다.

전두전야가 쇠퇴하는 것은 위의 작용이 전부 쇠퇴한다는 뜻이다. 그러면 생각하는 힘이 약해지고 충동을 억제하지 못해 큰 문제로 키우거나 남과 소통하기 귀찮아지는 등 이른바 '노화 현상'이 나타난다.

왜 쇠퇴할까? 사용하지 않으니까!

나이를 먹어서 쇠퇴한다는 말을 들으면 보통 뇌보다는 몸을 먼저 떠올린다. 몸이 쇠퇴하는 원인은 근육과 뼈의 양이 감소해서이기도 하지만 그보다 더 큰 요인은 사회 활동에 적극적으로 참여하지 않기 때문이라고 추정된다. 쉽게 말하자면 운동량 저하다.

도호쿠대학은 고령자를 대상으로 한 간병 시설의 구조와 누워서 일어나지 못하는 증상과의 상관관계를 조사한 적이 있다. 그 자료에 따르면 개인 병실에 화장실이 있는 등 **환자에게 부담을 주지 않고 편리한 시설일수록 누워서 지내는 환자가 많았다.**

그 반면 방 밖에 공동 화장실이 있는 등 환자에게 약간의 부담을 주는 시설일수록 누워서 지내는 환자의 수가 적다는 사실을 알 수 있다.

일생 생활에서 몸을 움직이는 것이 얼마나 중요한지 대단히 잘 알 수 있는 결과다.

나는 뇌도 그렇지 않을까 생각한다. 몸과 달리 뇌는 눈에 보이지 않으므로 '어떤 순간에 어디를 사용하는지' 의식할 수는 없다.

또한 MRI를 이용하여 뇌 활동을 측정하는 fMRI(기능적 자기 공명 영상)와 뇌 혈류를 측정하는 근적외분광분석법을 통해 **어떤 활동을 할**

때 전두전야가 활성화되는지 조사했다. 그 결과 '간단한 계산을 할 때'와 '낭독을 할 때''타인과 소통할 때' 전두전야가 활성화된다는 사실을 알았다.

한편 TV나 인터넷을 접할 때는 뇌가 거의 활성화되지 않는 것도 밝혀졌다. 고령자는 인터넷보다 TV를 시청하는 사람이 더 많겠지만 TV 시청 시간이 길수록 치매에 쉽게 걸린다는 논문도 나와 있다.

영어로 'Use it or lose it'이라는 말이 있다. '사용하지 않으면 잃는다'는 말이다.

지금 말하고 싶은 것은 바로 이것이다. 몸도 뇌도 사용하지 않기 때문에 쇠퇴하는 것이다. 사용하지 않으니까 쇠퇴한다. 그렇다면 적극적으로 사용하여 쇠퇴 증상에 제동을 걸어야 한다.

참고로 몸을 움직이는 것은 뇌에도 좋은 영향을 준다. 70~89세의 건강한 고령자에게 '주 150분 이상 걷기'를 1년간 하게 했더니 아무것도 하지 않은 그룹보다 걷기를 계속한 그룹의 뇌 기능이 높은 경향을 보였다는 실험 결과도 있다.

걷기라는 유산소운동을 하면 뇌 활동을 지지하는 대표적 영양분인 BDNF(뇌유래신경영양인자)의 양이 증가해 신경세포 발생과 성장, 유지 및 재생이 촉진되기 때문이다. 몸을 위해서도 뇌를 위해서도 '체조'가 필수적이라는 뜻이다.

뇌과학으로 밝혀졌다!
이렇게 하면 뇌가 단련된다

자, 이제 **숫자와 글자라는 '기호'를 처리하는 것이 전두전야를 가장 활성화한다**는 것을 알았다. 난해한 수학을 풀거나 어려운 한자를 쓸 필요는 없다. 오히려 간단할수록 효과적이라는 사실도 알았다.

그런데 오해하지 않기를 바라는데…… 활성화란 뇌를 단련하는 첫걸음일 뿐이다. 운동에 비유하면 혈액 순환을 촉진하여 체온을 높여서 몸을 풀어주는 준비 운동이다.

준비 체조만 아무리 열심히 해도 경기 성적이 오르지 않는 것처럼 계산이나 낭독을 그저 반복하기만 해서는 뇌가 단련되지 않는다. (그렇지만 활성화 과정 없이 뇌를 단련하는 것은 불가능하므로 소홀해서는 안 된다.)

긴 시간, 사용되지 않고 휴면 상태에 들어갔던 전두전야를 준비 체조로 눈을 뜨게 한 다음부터가 진짜 두뇌 체조이다.

활성화한 상태에서 회전 속도를 높이고 작업 영역을 넓히는 것. 이 두 방향으로 뇌를 단련해야 비로소 뇌의 전두전야의 체적을 증대할 수 있다.

간단한 숫자 처리가 뇌를 눈뜨게 한다

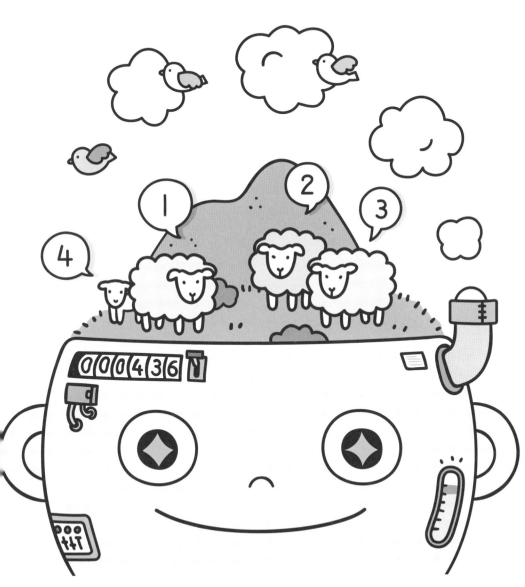

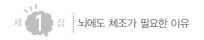

뇌의 '**활성화**'란?

뇌를 단련하는 첫걸음으로 '활성화'라는 말이 등장했다. 아리송한 이 용어의 의미를 살펴보자.

활성화라는 용어 자체에는 '기능이 활발해진다'는 의미가 있다. 간단하게 말하자면 '잘 작용하게 된다'거나 '많이 쓰이게 된다'는 뜻이다.

눈에 보이지 않는 머릿속의 움직임을 어떻게 측정하는가 하면 뇌 혈류의 변화를 특수 의료장비(fMRI나 NIRS)를 이용하여 관찰한다.

예를 들어 3+5 등 계산 문제를 풀 때는 주로 전두전야의 세포가 활동한다. 세포가 활동하려면 산소와 포도당이 꼭 필요하다. 뇌는 전두전야에 산소와 포도당을 급히 보내기 위해 전두전야의 혈류를 부분적으로 가속한다.

그 변화가 의료장비의 영상에 나타나면 활성화된 상태라고 판단한다.

즉 활성화란 부분적으로 혈류가 빨라진 상태를 가리키는 것이며, 그 이상도 그 이하도 아니다.

이렇듯 활성화 자체에 특별한 의미는 없다. 하지만 **뇌를 단련하는 목적으로 훈련할 때는 활성화한 상태에서 하는 편이 효과가 높다.**

앞서 한 말을 반복하게 되는데, 우리의 목적은 전두전야를 활성화하는 것이 아니라 단련하는 것이다. 활성화한 상태에서 멈추면 뇌 기능이 향상되지 않는다.

활성화는 두뇌 트레이닝 효과를 높이는 수단임을 여기서 정확하게 알아두자.

이게 뭘까!? 2

뇌의 '체적이 증가한다'고?

트레이닝을 실천해야 비로소 전두전야의 '체적(體積)'이 증가한다'고 했다. 이게 무슨 말일까? 뇌가 머릿속에서 커진다는 말일까? 체적이 증가하는 과정을 살펴보자.

우리는 뇌가 늙어가는 현상에 제동을 걸기 위해 고령자의 뇌가 실제로 어떻게 변화하는지 MRI를 이용해 측정해 보았다.

전두전야는 전두엽의 한 부분이라고 설명했는데, 좀 더 자세히 말하자면 전두엽을 포함한 대뇌 전체의 표면에 퍼져 있는 신경세포가 모인 단백질층인 '대뇌피질'의 한 영역이다.

대뇌피질은 영역마다 특정한 기능이 있다. 그중 전두전야는 기억, 주의, 예측, 의사결정, 판단 등 고도의 정신 활동을 실행하는 영역이라고 앞에서 이야기했는데, MRI로는 대뇌피질의 두께도 측정할 수 있다.

대뇌피질의 두께는 8~10세에 정점을 찍고 그 뒤에는 점점 얇아진

[요 약]

● 뇌 자체의 크기가 커지지는 않는다.

● 부피가 늘어난 것은 신경 회로가 복잡하게 되는 것이다.

● 보다 일하기 쉬운 뇌가 된다.

다. 스무 살까지는 정리통합(조정)되는 방향으로 얇아지지만, 그 이후
에는 노화 때문에 얇아진다고 알려졌다. 이 현상은 자연스러운 일이
라고 인식되었지만, 그 후 '어떤 동작을 훈련하면 사물의 움직임을 느
끼는 뇌의 체적이 증가한다'는 논문이 발표되었다.

눈에 보이지 않는 뇌의 변화가 눈에 보이게 된 논문이 처음으로 나
오자 우리도 '전두전야의 체적을 늘린다'로 연구 방향을 틀었다. 그리
고 두뇌 트레이닝으로 전두전야의 체적이 증가한다는 것을 쥐를 이
용한 실험으로 증명하는 데 성공했다.

체적이 증가하는 것은 신경세포의 활동을 지지하는 대표적 영양분
인 BDNF(뇌유래신경영양인자)의 양이 늘어난다는 뜻이다. **신경세포
사이에서 정보를 송신하는 신경섬유가 길어지거나 여러 갈래로 갈려서
전두전야의 신경회로가 더욱 복잡해지고 활동하기 쉬운 뇌로 변화한다**
는 말이다.

뇌를 단련시키는 '두 가지' 체조

앞서 진짜 두뇌 체조는 '활성화한 상태에서 회전 속도를 높이고 작업 영역을 넓히는 것'이라고 했다. 활성화는 숫자와 글자 등의 기호를 처리할 때 일어난다. 그러면 회전 속도를 높이고 작업 영역을 넓히기 위해 무엇을 해야 할까?

먼저 회전 속도를 높이려면 숫자나 글자 등의 기호를 '최대한 빨리' 처리하자. 예를 들어 '2+7', '9-4', '1+4'와 같은 계산을 되도록 빨리 푼다. 또는 여기 쓰여 있는 문장을 되도록 빨리 읽어나간다.

이처럼 **'최대한 빨리'를 의식하며 두뇌 트레이닝을 하면 뇌의 회전 속도를 높일 수 있다.**

다음으로 작업 영역을 넓히려면 숫자나 글자 등의 기호를 '일시적으로 기억'하는 작업을 반복하자. 예를 들어 '원숭이, 소, 호랑이'처럼 다른 동물의 이름을 순서대로 기억하여 암송한다. 그리고 기억한 순서와 반대 순으로 암송한다.

이렇게 **'일시적으로 기억'하는 것에 특화한 두뇌 트레이닝을 통해 뇌의**

빠른 처리 속도와 기억으로 뇌가 변한다

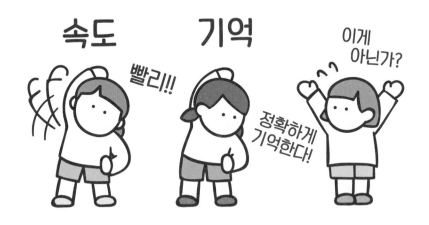

작업 영역을 넓힐 수 있다.

이 두 방법은 다음 장부터 좀 더 자세히 설명하겠지만, 두 가지 체조가 두뇌 트레이닝의 진수라 할 수 있다. **전두전야를 활성화한 상태에서 '속도'와 '기억'을 단련해야 뇌의 체적이 증가한다.**

즉 **뇌가 새롭게 탄생하는 것이다.**

'어떤 일을 최대한 빨리하는' 것의 의미

제1장 첫머리에 뇌를 컴퓨터에 비유했다. 좋은 컴퓨터의 조건 중 하나로 '계산 속도가 빠르다' = '정보 처리 속도가 빠르다'를 들었다. '어떤 일을 최대한 빨리함'으로써 단련되는 것이 이 정보 처리 속도다.

성인이 되면 자연스럽게 하지 않는 것이 '속도를 겨루는' 일이다.

옛날 일을 생각해 보자. 어릴 적에는 어떤 일을 할 때 빨리하려고 서로 경쟁하지 않았는가? 운동회를 비롯해 학교 체육 시간의 달리기 시합이나 계주 경기가 좋은 예다.

수업이 아니어도 쉬는 시간을 알리는 종이 울리자마자 내가 먼저 나가겠다고 운동장으로 뛰어가서 친구들과 놀 공간을 확보하거나 점심시간에 조별로 '누가 가장 먼저 먹는지' 경쟁을 한다.

이렇게 어렸을 때는 만사에 경쟁을 해서 그 순간을 즐겼다.

지금 생각하면 일등을 하면 물론 좋지만 사실 등수는 결과에 지나지 않으며 그리 중요하진 않았다. 이등이든 삼등이든 꼴찌든 어떤 한 가지 일에 자신의 한계 속도에 도전하는 것, 지금 있는 모든 힘을 다하여 속도를 내는 것이 그저 즐거웠을 것이다.

중학교, 고등학교, 대학교 그리고 사회에 나가면서, **즉 나이를 먹으면서 자발적으로 속도를 겨루는 일은 점차 줄어든다.** 그 배경에는 어른이 될수록 결과에 연연하지 않게 된다는 이유도 있을 것이다. '빠르다고 좋은 게 아니다'라거나 '속도보다는 꼼꼼함이 중요하다' 등 여러 가지 이유를 대며 자신이 온 힘을 다할 기회를 스스로 포기하는 것이다.

즉 **'속도를 낸다'는 뇌의 기능을 사용하지 않게 된다**는 말이다. 당연히 사용하지 않으면 쇠퇴하므로 자신의 최고 속도는 점점 떨어진다. 예전에는 분명히 되었는데, 이제는 불가능하다. 이것은 명백한 노화 현상이다.

이 현상이 진행되는 것을 멈추게 하기 위해서 사용하면 된다. **하루 중 몇 분(分)이라도 좋으니 어떤 일을 최대한 빨리하는 시간을 만들자.** 그때만큼은 자신의 한계 속도에 도전하자. 그것을 반복하면 뇌의 정보 처리 속도가 향상된다.

'기억한다'는 것의 의미

좋은 컴퓨터의 조건 중 하나는 작업 영역이 크다는 것이었다. 나이를 먹어감에 따라 책상이 작아진다고 했는데, 젊은이와 고령자의 작업 책상을 비교하면 사실 크기는 별 차이가 없다. 그러면 무슨 일이 일어난 것일까? 나이가 들면서 사용하지 않게 된 부분에 먼지가 쌓여 사용할 수 있는 부분이 좁아지는 것이다.

공부가 본분인 학생 시절에는 매일 같이 '기억하는 일'을 했었다. 지금은 여러분의 아이나 손주가 내일 칠 시험에 대비해 죽을힘을 다해 열심히 공부하고 있지 않은가? 그런 모습을 상상하면 된다.

어른들은 '그렇게 주입식이고 벼락치기 공부를 해봤자 무슨 효과가 있겠냐'며 눈살을 찌푸릴지도 모르지만 실은 **'얼마나 많은 기억을 일시적으로 뇌에 집어넣을 수 있는가'라는 훈련이야말로 기억력을 강화하는 두뇌 트레이닝**이 된다.

뇌에서 일시적으로 기억을 저장하여 언제든지 꺼낼 수 있는 상태를 유지하는 역할을 하는 것이 전두전야의 기능 중 하나인 '작업 기억(Working memory)'이다. 이것이 바로 작업 책상의 실체다.

작업 기억은 '전화를 걸기 위해 일단 전화번호를 외운다', '사람이 한 말을 기억하여 공책에 적는다'처럼 입력된 정보를 메모해 어느 정보에 대응하면 되는지 정리해서 불필요한 정보는 삭제하는 작용을 한다.

작업 기억은 우리의 판단이나 행동을 뒷받침해 주므로 의외인 곳에서도 사용된다. 예를 들어 지금 **문장을 읽어 나가면서 이해할 수 있다는 것은 지금까지의 이야기의 흐름을 작업 기억을 이용해 기억하고 있다는 증거다.** 참으로 훌륭하지 않은가!

그밖에도 다른 사람과 이야기를 할 때나 여러 작업을 동시에 진행하기 전에 우선순위를 정할 때도 무의식중에 작업 기억을 사용한다.

어른이 되면 공부에서 멀어지고 누군가와 소통할 기회도 줄어든다. 그렇다면 의식적으로 그런 기회를 만들어보자. 다른 사람과 만나거나 이야기하는 것은 어려울지 몰라도 스스로 '기억'하는 힘을 단련하는 것은 생각보다 훨씬 쉽게 할 수 있다.

기억 훈련(트레이닝)은 회전 속도 훈련보다 강한 효과가 있다고 밝혀졌으며 좌우의 전두전야의 체적이 매우 증가한다고 증명되었다. 하루 중 몇 분(分)만 기억 훈련에 할애해 작업 영역을 키우도록 하자.

학습이 일으키는 '전이 효과'로 다양한 능력이 꽃핀다

두 가지 체조에 관해 자세히 살펴보았다. '최대한 빨리하는 훈련'과 '기억하는 훈련'을 최선을 다하면 회전 속도와 작업 영역 이외의 뇌의 기능에도 좋은 영향을 미친다는 것을 알 수 있었다. 이처럼 훈련과 직접 관련되지 않은 능력이 함께 향상되는 것을 '전이 효과(Transfer Effect)'라고 한다.

다음 그림에 상세하게 나오지만, **독창적인 아이디어를 낳기 위한 상상력, 논리적으로 사물을 생각할 수 있는 논리적 사고력 등 계산과 암기와는 관련이 없다고 여겨지는 능력이 향상된다는 신기한 현상이 나타나는** 것이다.

두 가지 체조를 항상 온 힘을 다해 실천하면 뇌의 다양한 본래 기능을 되찾아 여러 가지 일을 할 수 있는 내가 될 수 있다. 아니, 과거보다 더 잘할 수 있는 내가 될 수도 있다.

계산과 기억을 빨리하는 두뇌 체조로
이런 능력이 향상된다!

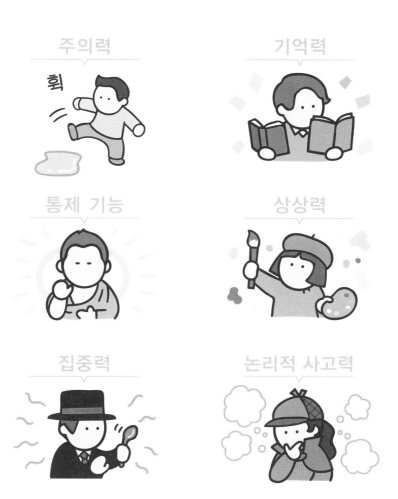

틀려도 괜찮다!
무조건 빨리, 끝까지 한다!

'최선을 다해 문제를 푼다'고 하면 어떤 사람은 '틀리지 않게 풀어야 한다'는 뜻으로 받아들인다. 물론 계산 문제를 풀다 보면 정답을 많이 맞히는 것이 성취감도 들고 자신의 '뇌가 아직 쓸 만하다'고 느낄 것이다.

그러나 이 책은 뇌 본래의 기능을 되찾기 위한 트레이닝 책이지 순수한 계산 능력을 키우기 위한 책이 아니다. 트레이닝 결과 계산 능력도 높아진다는 측면은 있지만 그것이 첫 번째 목적은 아니다.

어려운 문제를 천천히 깊이 생각하며 풀어도, 그렇게 해서 정답을 맞혔다 해도 그것이 치매를 예방하는 '두뇌 트레이닝'이 되진 않는다. 의외일지 모르지만 어려운 일에 도전하여 힘겹게 달성하기보다는 쉬운 일을 빨리 처리하는 것이 뇌에 좋은 영향을 준다.

여기서 중요한 것은 뇌가 지금보다 잘 작동하도록 하는 것이다. 막말로 계산 결과 따위는 아무래도 좋다.

그러므로 **답이 틀렸다고 해서 신경 쓸 필요는 전혀 없다.** 신경 써야 할 점은 속도뿐이다. **무조건 빨리 푸는 것만 생각하며 문제를 풀자.**

계산 문제는 물론 어떤 것을 기억한 뒤에 암송하는 문제도 **'최대한 빨리! 무조건 빨리!'**에 집중하자. 기억 문제는 되도록 많이 머릿속에 정보를 저장할 수 있도록 노력하자. 둘 다 핵심은 **'포기하지 않고 끝까지 하는 것'**이다.

두뇌 체조의 실전편인 제2장에는 여러 가지 문제가 나온다. 기억력과 두뇌 회전 속도를 단련하는 문제 그리고 뇌를 활성화하는 문제를 준비했다. 문제를 풀면서 자신의 정답률이 신경이 쓰일 때는 이 장을 다시 읽어보자.

다시 한 번 말하겠다. '정답'을 맞히는 것이 아니라 모든 문제를 곰곰히 생각하지 않고 재빨리 '푸는' 것이 중요하다.

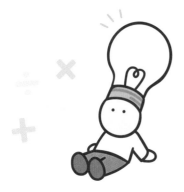

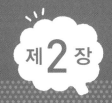

제 **2** 장

뇌가 깔끔해지는 두뇌 체조

드디어 실전이다. 숫자와 글자를 이용해
마음껏 뇌를 움직이자!

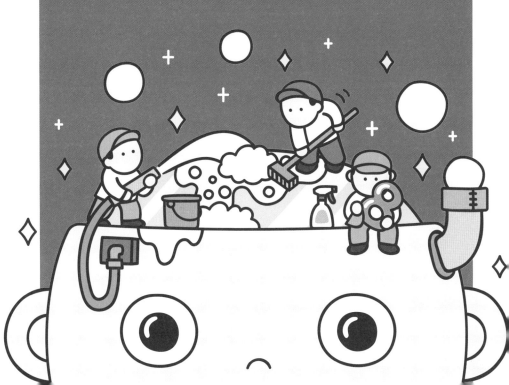

두뇌 체조를 효과적으로 하는 법

두뇌 트레이닝을 더 효과적으로 하는 세 가지 비결을 살펴보자.

① 무조건 빨리

문제를 푸는 데 천천히 시간을 들이면 두뇌 트레이닝 효과가 감소한다.

정답인지 아닌지가 아니라 빨리 푸는 것이 중요하다. 모든 문제를 전속력으로 풀자. 제한 시간이나 목표 시간이 설정된 것도 있으므로 시계나 스톱워치를 옆에 두자.

② 하루 10~15분

무조건 오래 많이 해야 좋은 것이 아니다. **단기 집중으로 길어도 15분 정도에서 끝내자.** 여기 나온 문제 중 뭐든지 좋다.

③ 매일 한다

주 2~3회, 마음이 내킬 때 해서는 효과가 없다.

아침이든 점심이든 저녁이든 **언제든 좋으므로 매일 하자.** 한가한 시간에 하면 자연스럽게 습관이 될 것이다.

① 무조건 빨리

파파팍

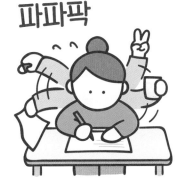

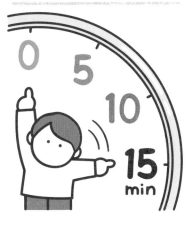

두뇌 체조 효과를 높이는 세 가지 비결

② 하루 10〜15분

0 5 10 15 min

③ 매일 한다

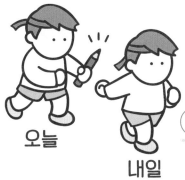

오늘

내일

정체 현상을 신경 쓰지 않는다!

문제에는 각각 '문제 푸는 시간'과 '정답 수'를 기입하는 난이 있다. 직접 적어도 되지만 별도의 공책에 기록하는 것이 바람직하다. 꾸준히 두뇌 트레이닝을 함으로써 어떤 변화가 일어나는지 확인할 수 있기 때문이다.

두뇌(頭腦) 트레이닝을 시작하고 2~3주가 지나면 변화가 보인다. 그런데 여기서 알아두어야 할 점이 있다. 그 뒤 '정체 기간'에 들어선다는 것이다.

소요 시간이 더 이상 단축되지 않거나 오히려 처음보다 시간이 더 걸리는 일이 일어나도 하루 10~15분 두뇌 체조를 계속하도록 하자.

정체 현상이 얼마나 지속하는지는 사람마다 다르지만 포기하지 않고 계속해야 한다. 그러면 다시 '급격히 실력이 느는 시기'가 찾아온다.

이것은 누구에게나 반드시 일어나는 현상이며 두뇌 체조에만 나타나는 일도 아니다. 우리가 어떤 것을 습득할 때는 반드시 발전하는 시기와 정체 시기가 번갈아 나타나면서 실력이 늘기 때문이다.

정체 시기 뒤에는 반드시 실력이 느는 시기가 찾아온다!

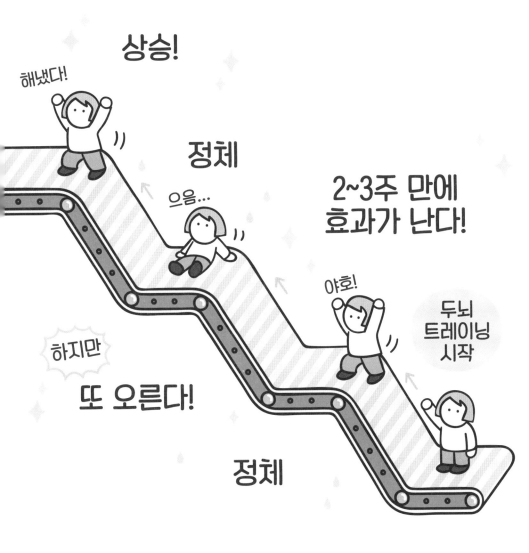

45

두뇌 체조 ❶ ≫ 회전 속도를 단련한다

처음에는 뇌의 '회전 속도'를 단련하는 체조를 한다. 회전 속도란 외부에서 들어온 정보를 적절하게 처리하는 속도를 말한다.

회전 속도를 단련하는 문제를 반복해서 풀면 계산 능력이 향상될 뿐 아니라 다양한 정보 처리를 빨리할 수 있게 된다. 또한 최대한 열심히 하면 직접적인 관련이 없는 능력도 함께 향상하는 전이 효과도 나타난다.

하나는 기억 네트워크인 측두엽이 단련되어 기억력이 좋아진다. 자꾸 잊어버리는 사람 이름이나 가게 이름을 기억하고 일정도 제대로 관리할 수 있게 되는 변화가 나타난다.

또 하나는 주의력 네트워크인 전두엽과 두정엽이 단련되어 주의 기능이 올라간다. 가스 불을 켜놓은 채 외출하는 실수가 줄고 주위에 신경 쓰지 않고 한 가지 일에 집중할 수 있게 된다. 즉 **회전 속도를 단련하면 안정된 기분으로 일상생활을 할 수 있게 된다.**

회전 속도 트레이닝의 엄청난 효과!

① 계산 속도가 빨라진다

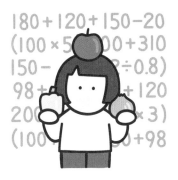

$180+120+150-20$
$(100×5\ 00+310$
$150-\ ÷0.8)$
$98+\ +120$
$200\ ×3)$
$(100\ 0+98$

② 주의력이 상승해 실수가 줄어든다

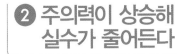

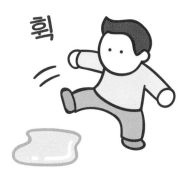

휙

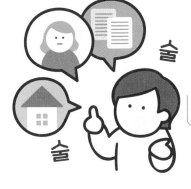

술

술

③ 기억력이 향상된다

47

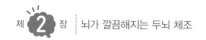
두뇌 체조 ① 회전 속도 ①

옆에 있는 숫자를 더한다.

정답인 숫자의 끝자리 수 숫자만 아래쪽에 적어보자.

최대한 빨리 푸는 데 집중한다.

목표 시간 30초

[방법 예]

$$2 \quad 4 \quad 9 \quad 3 \quad 5 \quad \cdot \quad \cdot \quad \cdot \quad \cdot \quad \cdot$$

$$6 \quad 3 \quad 2 \quad 8 \quad \longleftarrow \text{여기에 답을 쓴다}$$

**답이 두 자리 수일 때는
끝자리 수의 숫자만 쓴다**

예 $4 + 9 = 13 \rightarrow 3$

$9 + 3 = 12 \rightarrow 2$

5 1 4 2 6 3 0 9 1 7

2 8 3 4 1 5 7 6 9 0

1 6 9 2 3 1 5 4 4 8

0 4 5 3 1 8 2 7 3 3

8 9 4 5 2 4 3 1 1 6

소요 시간		분	초

두뇌 체조 ① 회전 속도 ②

어린이들이 학교에서 하는 **덧셈 퍼즐**과 비슷하다.
가로 세로에 있는 숫자를 더한 수를 적어 넣자.
최대한 빨리 푸는 데 집중한다.

목표 시간 5분

[방법 예]

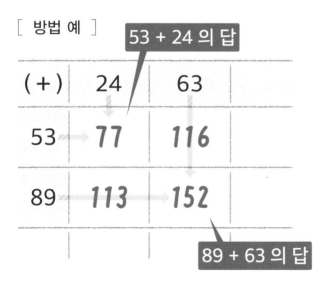

53 + 24 의 답

(+)	24	63
53	77	116
89	113	152

89 + 63 의 답

(+)	11	45	15	92	36	47	55	60	72
34									
12									
40									
65									
88									
70									
57									
22									
67									

소요 시간　　　　　　　　　　　　　분　　　　　초

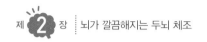

두뇌 체조 ❶ 회전 속도 ❸

어린이들이 학교에서 하는 **뺄셈 퍼즐**과 비슷하다.
가로 숫자에서 세로 숫자를 뺀 수를 적어 넣자.
최대한 빨리 푸는 데 집중한다.

[목표 시간 5분]

[방법 예]

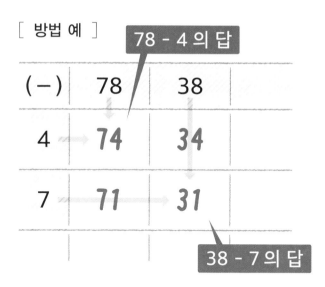

78 - 4 의 답

(−)	78	38
4	74	34
7	71	31

38 - 7 의 답

(−)	98	89	43	10	24	33	9	55	60
2									
1									
3									
7									
5									
9									
6									
4									
8									

소요 시간	분	초

두뇌 체조 ① 회전 속도 ❹

어린이들이 학교에서 하는 **곱셈 퍼즐**과 비슷하다.
가로와 세로 숫자를 곱한 수를 적어 넣자.
최대한 빨리 푸는 데 집중한다.

목표 시간 5분

[방법 예]

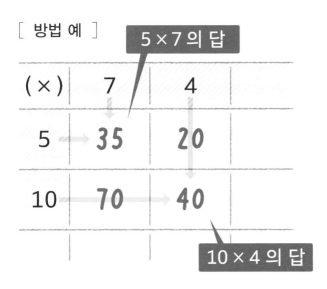

5×7의 답

(×)	7	4
5	35	20
10	70	40

10 × 4 의 답

(×)	5	2	3	7	9	6	1	10	8
4									
8									
3									
11									
2									
7									
9									
0									
5									

소요 시간	분	초

두뇌 체조 ① 회전 속도 ❺

지능 검사나 치매 진단에도 쓰이는 문제다.

표에 숫자와 대응하는 글자가 적혀 있다.

표를 보면서 해답란에 숫자에 대응하는 글자를 적어 넣자.

최대한 빨리 푸는 데 집중한다.

목표 시간 1분 30초

적응표

0	1	2	3	4	5	6	7	8	9
가	사	파	타	하	우	나	마	치	루

[방법 예] 숫자에 대응하는 글자를 적는다.

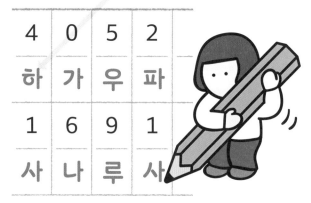

4	0	5	2
하	가	우	파
1	6	9	1
사	나	루	사

7	2	0	3	1	4	5	8	9	6
3	1	5	7	9	1	2	6	4	3
6	9	4	2	0	8	3	5	1	7
1	7	3	4	5	7	0	2	3	4
5	4	8	1	2	5	9	0	7	8

소요 시간   분   초

두뇌 체조 ① 회전 속도 ❻

지능 검사나 치매 진단에도 쓰이는 문제다.
표에 숫자와 대응하는 한자가 적혀 있다.
표를 보면 해답란에 숫자에 대응하는 한자를 적어 넣자.
최대한 빨리 푸는 데 집중한다.

목표 시간 1분 30초

적 응 표

0	1	2	3	4	5	6	7	8	9
修	花	心	知	紀	陽	友	海	笑	拓

[방법 예]   숫자에 대응하는 한자를 적는다.

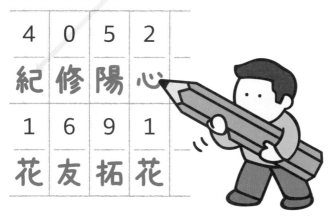

4	0	5	2
紀	修	陽	心
1	6	9	1
花	友	拓	花

8	1	5	0	4	7	6	2	9	5
0	4	2	8	9	2	5	3	7	0
5	8	3	6	1	8	2	9	1	4
2	6	1	8	2	5	4	8	6	2
4	3	7	3	0	6	2	1	4	9

소요 시간	분	초

두뇌 체조 ① 회전 속도 ❼

지능 검사나 치매 진단에도 쓰이는 문제다.
표에서 '**2**' 와 '**8**' 을 찾아서 빗금을 그어 지워보자.
최대한 빨리 푸는 데 집중한다.

목표 시간 1분

[**방법 예**]

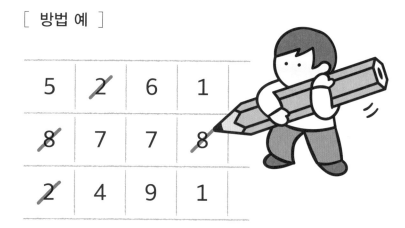

5	8	3	6	1	8	2	9	1	4
8	1	5	10	4	7	6	2	9	5
2	6	1	2	2	5	4	3	6	2
4	3	7	3	0	6	2	1	4	9
5	8	3	2	1	8	6	9	1	4
1	0	0	10	2	9	5	4	3	3
8	2	4	7	3	1	0	8	5	0
10	0	2	4	5	1	6	2	4	9
2	3	5	8	1	10	1	9	0	5
6	7	7	2	9	8	0	10	2	3

소요 시간	분	초

두뇌 체조 ❶ 회전 속도 ❽

지능 검사나 치매 진단에도 쓰이는 문제다.
표에서 **일반적으로 먹을 수 있는 것에는 ○을**
먹을 수는 있지만 개인적으로 싫어하는 것에는 △를 표시하자.
최대한 빨리 푸는 데 집중한다.

목표 시간 30초

[방법 예]

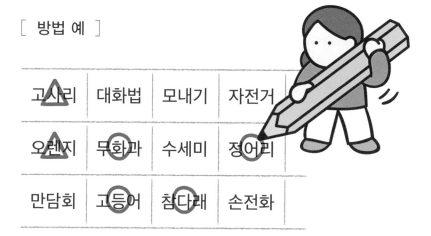

고사리	대화법	모내기	자전거
오렌지	무화과	수세미	정어리
만담회	고등어	참다래	손전화

산딸기	사우나	범고래	토마토	고양이
까마귀	겨자즙	해태상	고등어	통나무
시멘트	파트너	그림책	털모자	장맛비
전동차	돈뭉치	코코아	오뚝이	우아함
비바람	고릴라	책가방	청포도	바나나
개구리	자동차	단팥죽	원피스	시골길
노른자	한가락	수영복	맛조개	코리아
홍당무	찰수수	만화책	고사리	꽃베개
한라봉	질그릇	콩나물	어린이	톳나물
모서리	공사비	전야제	환기통	군두부

소요 시간	분	초

두뇌 체조 ② ≫ 기억력을 단련한다

다음은 뇌의 '기억력'을 단련하는 체조이다. 기억력은 외부에서 들어온 정보를 일시적으로 머무르게 하는 기능이다.

트레이닝을 통해 가장 잘 느낄 수 있는 효과는 역시 기억력 향상이다. 이 훈련을 하면 새로 만난 사람의 이름, 방문한 곳, 여행이나 기념일 등 중요한 날의 추억을 명확히 기억할 수 있게 된다. 그리고 이 훈련도 최선을 다해 하면 전이 효과가 일어난다.

나이를 먹으면 쉽게 화를 낸다고 하는데, 그런 돌발적인 분노나 폭력적 행동을 억제하는 힘이나 상대의 마음을 헤아리는 힘, 소통 능력과 순간적 판단력, 집중력이나 논리적 사고력이 향상되는 등 많은 '덤'이 따라온다.

즉 **기억력을 단련하면 전반적으로 유연하게 되어 여태껏 드러나지 않았던 가능성이 보여 온다.**

기억력 트레이닝의 엄청난 효과!

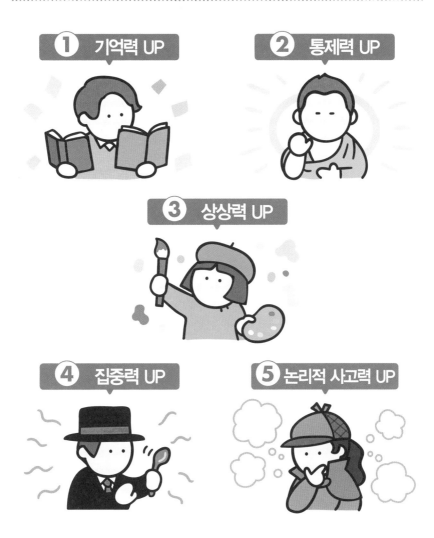

① 기억력 UP

② 통제력 UP

③ 상상력 UP

④ 집중력 UP

⑤ 논리적 사고력 UP

두뇌 체조 ② 기억력 ❶

다음 표의 **단어 30개를 2분 동안 최대한 많이 기억한다.**
2분 뒤에 종이를 뒤집고 다른 종이에 **기억한 단어를 적어보자.**

요령

• 여러 개의 단어를 조합해 **'이야기'**를 만들면 쉽게 기억할 수 있다.

목표 12개

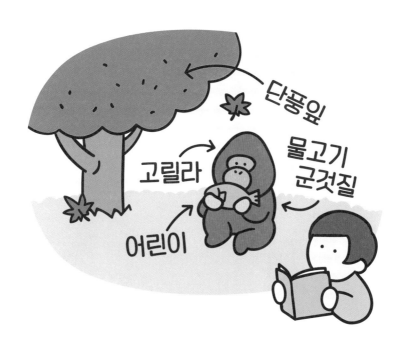

물고기	군것질	단풍잎
고릴라	어린이	꽃짚신
다시마	청바지	안경테
부채춤	빗자루	건넌방
서랍장	청소기	양동이
파랑새	라디오	고양이
고등어	가운데	돌고래
바지락	책가방	교묘함
주머니	배달부	밀가루
돈지갑	지배층	동짓달

외운 단어 수   개

두뇌 체조 ② 기억력 ②

두 작업을 동시에 한다.

첫 번째 작업은 **옆에 있는 숫자를 더한 답을 표에 적는다.**

두 번째 작업은 **오른손잡이는 왼손으로, 왼손잡이는 오른손으로 '보·바위·가위'를 반복한다.**

우선 첫 번째 작업인 계산만 해서 소요 시간을 재보자.

그렇게 해서 걸린 시간을 목표 시간으로 삼는다.

[방법 예] 끝자리 수 숫자만 쓴다

평소 쓰는 손과 반대쪽 손으로

2 4 9 3 5 · · · · ·

  6 3 2 8 ◀ 여기에 답을 쓴다

STEP 1 일단 계산만 한다!

먼저 숫자를 계산해서 걸린 시간을 잰다.

5	1	4	2	6	3	0	9	1	7	이게 진짜 목표 시간!
2	8	3	4	1	5	7	6	9	0	소요 시간
1	6	9	2	3	1	5	4	4	8	
2	8	3	4	1	5	7	6	9	0	분
1	6	9	2	3	1	5	4	4	8	초

손을 계속 움직이면서 풀어보자.

쏙
쏙

보 바위
가위

5	1	4	2	6	3	0	9	1	7
2	8	3	4	1	5	7	6	9	0
1	6	9	2	3	1	5	4	4	8
0	4	5	3	1	8	2	7	3	3
8	9	4	5	2	4	3	1	1	6

소요 시간	분	초

두뇌 체조 ② 기억력 ❸

두 작업을 동시에 한다.

첫 번째 작업은 **계산 퍼즐**과 비슷하다.

가로와 세로에 있는 숫자를 더하여 그 수를 적는다.

두 번째 작업은 **오른손잡이는 왼손으로, 왼손잡이는 오른손으로 '가위·보·바위'**를 반복한다.

우선 첫 번째 작업인 계산만 해서 소요 시간을 재보자.

그렇게 해서 걸린 시간을 목표 시간으로 삼는다.

[**방법 예**]

(+)	**5+7의 답** 7	4
5	12	9
10	17	14

평소 쓰는 손과 반대쪽 손으로

(**STEP 1** 일단 계산만 한다!)

먼저 숫자를 계산해서 걸린 시간을 잰다.

(+)	6	9	1	5	8	3	7	4	5
5									
3									
7									
9									
2									

이게 진짜
목표 시간!

소요 시간

분

초

손을 계속 움직이면서 풀어보자.

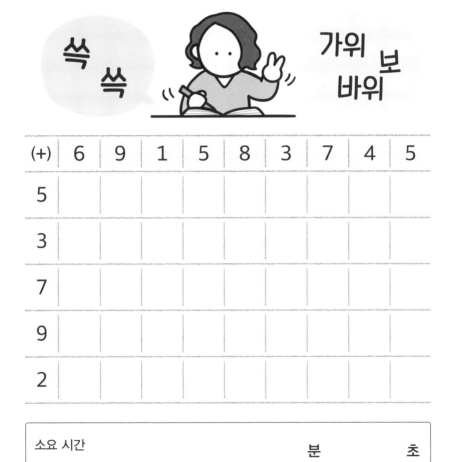

(+)	6	9	1	5	8	3	7	4	5
5									
3									
7									
9									
2									

소요 시간		분	초

두뇌 체조 ② 기억력 ④

두 작업을 동시에 한다.

첫 번째 작업은 **퍼즐 계산**과 비슷하다.

가로 칸에 있는 숫자에서 세로 칸에 있는 숫자를 뺀 수를 적자.

두 번째 작업은 **오른손잡이는 왼손으로, 왼손잡이는 오른손으로 바위(주먹을 쥔 상태)에서 순서대로 손가락을 하나씩 편다. 다 편 뒤에는 다시 바위로 돌아간다. 이 동작을 반복한다.**

우선 첫 번째 작업인 계산만 해서 소요 시간을 재보자.

그렇게 해서 걸린 시간을 목표 시간으로 삼는다.

[**방법 예**]   9−5의 답   평소 쓰는 손과 반대쪽 손으로

(−)	9	6
5	4	1
1	8	5

STEP 1 일단 계산만 한다!

먼저 숫자를 계산해서 걸린 시간을 잰다.

이게 진짜 목표 시간!

(−)	7	5	8	10	4	9	6	8	7
4									
2									
1									
3									
2									

소요 시간

분

초

손을 계속 움직이면서 풀어보자.

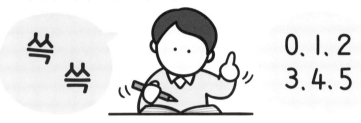

(−)	7	5	8	10	4	9	6	8	7
4									
2									
1									
3									
2									

소요 시간		분	초

73

두뇌 체조 ② 기억력 ⑤

①에서 ⑦까지는 다른 생물명이 쓰여 있다.

순서대로 '낭독 → 암송'을 한다.

암송할 때는 책을 덮거나 종이를 가리고 하자.

①을 암송한 다음에는 ②, ②를 암송한 다음에는 ③의 순으로 진행
한다.

목표 ⑥까지

[방법 예]

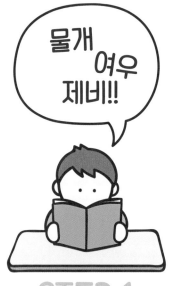

STEP 1

소리 내어 읽는다.

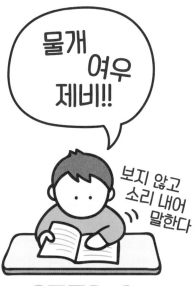

STEP 2

글자를 보지 않고 암송한다.

① 물개, 여우, 제비

② 기린, 타조, 사슴, 돼지

③ 제비, 염소, 여우, 사슴, 참새

④ 하마, 노루, 사자, 타조, 기린, 토끼

⑤ 사슴, 토끼, 들소, 악어, 노루, 염소, 고래

⑥ 수달, 참새, 돼지, 하마, 여우, 타조, 비비, 사자

⑦ 들소, 물개, 타조, 토끼, 악어, 제비, 참새, 노루, 여우

정답 수	문제

두뇌 체조 ② 기억력 ⑥

①에서 ⑥까지는 다른 생물명이 쓰여 있다.

순서대로 '음독 → 암송'을 한다.

단 외운 순서와 반대로(거꾸로) 말한다.

암송할 때는 책을 덮거나 종이를 가리고 하자.

①을 암송한 다음에는 ②, ②를 암송한 다음에는 ③의 순으로 진행
한다.

목표 ⑤까지

[방법 예]

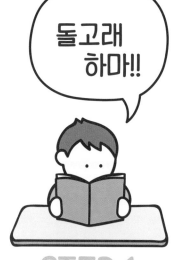

반대로

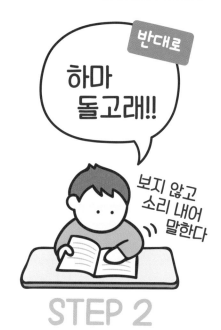

돌고래
하마!!

하마
돌고래!!

보지 않고
소리 내어
말한다

STEP 1

소리 내어 읽는다.

STEP 2

글자를 보지 않고 <u>거꾸로 암송한다.</u>

① 하마, 돌고래

② 코뿔소, 고릴라, 악어

③ 고양이, 멧돼지, 새우, 바다사자

④ 고래, 반딧불이, 다람쥐, 토끼, 낙타

⑤ 개구리, 늑대, 너구리, 펭귄, 호랑이, 거북이

⑥ 원숭이, 하마, 딱따구리, 두더지, 판다, 돌고래, 여우

정답 수	문제

두뇌 체조 ② 기억력 7

인터넷뱅킹에 쓰이는 본인 인증 방법과 비슷한 문제다.
비밀번호 카드에 번호와 숫자의 조합이 쓰여 있다.
비밀번호 카드를 보면서 표에 숫자를 써넣자.

정답 시간 30초
목표 백 점

두뇌 체조 비밀번호 카드

두뇌 트레이닝 카드

1번	2번	3번	4번	5번
7	1	5	0	6

6번	7번	8번	9번	10번
4	2	7	3	8

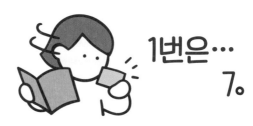

1번은…
7。

비밀번호 카드를 보면서 숫자를 적어보자.

①	2번	6번	1번	5번	3번	4번

②	7번	4번	3번	2번	9번	5번

③	1번	7번	5번	10번	8번	2번

④	3번	9번	2번	7번	5번	6번

⑤	8번	1번	4번	3번	10번	2번

정답 수	문제

두뇌 체조 ② 기억력 8

인터넷뱅킹에 쓰이는 본인 인증방법과 비슷한 문제다.
비밀번호 카드에 알파벳과 숫자의 조합이 쓰여 있다.
그 조합을 전부 외우자.
그런 다음 비밀번호 카드를 보지 않고 표에 숫자를 써넣자.

> 정답 시간 30초
> 목표 백 점

두뇌 체조 비밀번호 카드

두뇌 트레이닝 카드

A	B	C	D	E
5	0	3	7	2

C는…
3。

비밀번호 카드를 보면서 숫자를 적어보자.

①	B	D	A	C

②	A	E	B	D

③	E	A	C	D

④	C	B	D	A

⑤	D	A	E	C

정답 수	문제

두뇌 체조 ② 기억력 ⑨

가족이나 친구 등 다른 사람과 짝을 지어서 한다.

한 사람은 문제를 내고 한 사람은 그 문제에 대답한다.

문제를 내는 사람은 **'1에서 9까지'의 숫자 중 하나를 되도록 무작위로 리듬감 있게 빨리 말한다.**

대답하는 사람은 **'1, 4, 7'** 중 하나가 나오면 평소 쓰는 손으로 주먹을 낸다.

'2, 5, 8'에는 가위를, **'3, 6, 9'**에는 보자기를 낸다.

> 목표 10회 연속으로 정답

[**방법 예**]

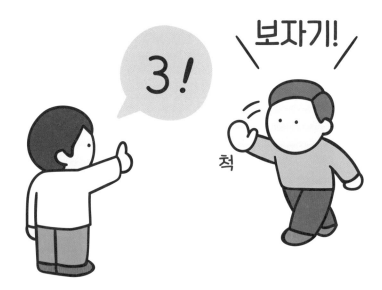

되도록 리듬감 있게 빨리 진행하자.

[확 인]

1、4、7

⬇

평소 쓰는 손으로 주먹

1 4

7

주먹!

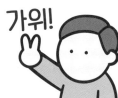

2 5

8

가위!

2、5、8

⬇

평소 쓰는 손으로 가위

3、6、9

⬇

평소 쓰는 손으로 보자기

3 6

9

보자기!

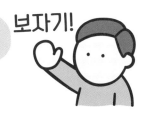

연속으로 정답을 맞힌 횟수   문제

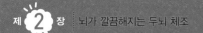

두뇌 체조 ❸ >> 활성화 트레이닝① 행동 제어

이제부터 뇌를 활성화하는 두 가지 체조를 살펴보겠다. 첫 번째 주제는 '행동 제어'다. 예를 들어 **오른손과 왼손으로 각기 다른 동작을 하면 어느 한쪽의 동작을 따라하게 되는 '무심코 하는 행동'을 통제하는 기능**이다. 전두전야와 운동연합야, 운동야(運動野)와 같은 운동 영역에서 정보를 처리하는 힘을 단련하는 것이 목적이다.

행동 제어 능력은 '인내하는 힘'과도 연관이 있다. 인내심은 기억력처럼 나이가 들면서 저하되기 쉬운 기능이다. 치매 환자가 간병인에게 폭언하거나 폭력을 행사했다는 이야기를 들은 적이 있을 것이다.

치매인 사람은 사물에 대한 이해력이 저하된 상태이므로 사소한 일에도 불안해하거나 짜증을 낸다. 불안과 짜증을 조절하지 못하여 그 초조함을 폭언과 폭력이라는 행동으로 표현하는 것이다.

정도의 차가 있지만 **나이를 먹으면 뇌 기능이 저하되어 필요한 경우에 참는 힘이 약해진 고령자가 많다. 그대로 방치하면 인간관계에도 문제가 생길 수 있다.** 그러니 행동 제어 체조로 뇌를 활성화하여 뇌 트레이닝 효과를 높이자.

짜증과 불안감은 뇌의 노화가 원인이다!

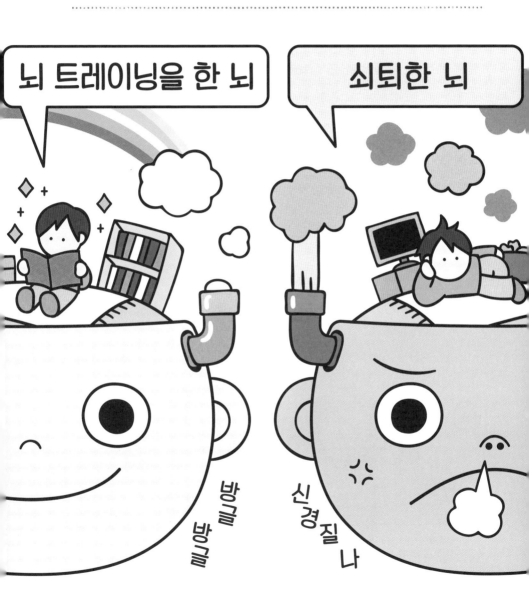

두뇌 체조 ❸ 행동 제어 ❶

두 손이 각기 다른 동작을 한다.

평소 쓰는 손은 **주먹을 쥔 상태에서 차례대로 손가락을 편다.** 다섯 손가락을 다 펴면 다시 주먹으로 돌아가 이 동작을 반복한다.

다른 쪽 손은 '**주먹(바위)·가위·보**'를 연속한다.

두 손을 동시에 최대한 빨리 움직이면서 평소 쓰는 손의 동작을 4회 반복한다.

목표 시간 20초

요령

• 평소 쓰는 손이 '주먹'과 '보자기' 상태일 때는 다른 쪽 손도 '주먹'과 '보자기'가 된다.

• 평소 쓰는 손의 운동을 2회 반복했을 때 다른 쪽 손은 4회가 된다.

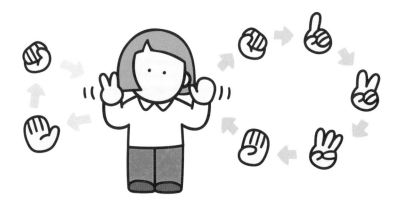

두 손을 동시에 최대한 빨리 움직인다.

평소 쓰는 손은

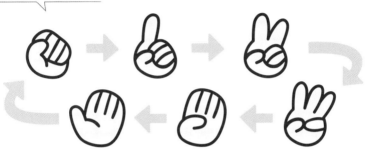

다른 쪽 손은

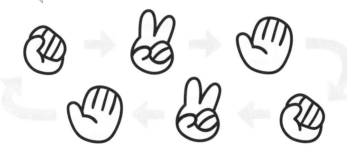

평소에 쓰는 손을 4회 반복하는 데 걸린 시간	초

두뇌 체조 ③ 행동 제어 ②

두 손이 각기 다른 동작을 한다.

오른손은 '삼박자' 리듬으로 '1, 2, 3' 하고 허공이나 책상에 삼각형을 그린다.

왼손은 '사박자' 리듬으로 '1, 2, 3, 4' 하고 허공이나 책상에 사각형을 그린다. 일단 따로 따로 잘할 수 있도록 연습해보자.

그런 다음에 **오른손으로 삼박자, 왼손으로 사박자를 동시에 움직인다.**

목표 시간 20초

[방법]

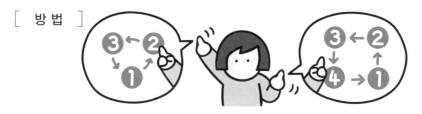

요령

• 오른손이 4회, 왼손이 3회 반복했을 때 두 손이 동시에 처음 위치로 돌아온다.

• 성공하면 '왼손으로 삼박자, 오른손으로 사박자'로 바꿔서 해보자.

왼손 동작을 3번 하는 데 걸린 시간	초

손으로 하는 동작에 익숙해지면 **'손'과 '발'로 바꾸어서** 해보자.
오른발은 '삼박자' 리듬으로 '1, 2, 3' 하고 허공에 삼각형을 그린다.
왼손은 '사박자' 리듬으로 '1, 2, 3, 4' 하고 허공에 사각형을 그린다.
성공하면 **'왼발로 삼박자, 오른손으로 사박자'**로 바꿔서 같은 동작을
한다.

목표 시간 20초

[방법]

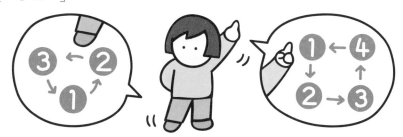

요령

• 다리가 4회, 손이 3회 반복했을 때 손과 발이 동시에 처음 위치로
  돌아온다.

손을 3회 반복하는 데 걸린 시간	초

두뇌 체조 ③ 행동 제어 ③

두 손이 각기 다른 동작을 한다.
평소 잘 쓰는 손의 검지로 자기 얼굴의 '이마→턱→오른쪽 귀→왼쪽 귀'
순으로 만지는 동작을 반복한다. 다른 쪽 손으로는 '보·가위·바위'를 반
복한다.
일단 각 동작을 잘할 수 있도록 따로 연습해보자.
동작이 익숙해지면 이제 **두 손을 동시에 움직이자.**
평소 잘 쓰는 손의 동작을 최대한 빨리 4번 한다.

目표 시간 20초

요령

• 평소 잘 쓰는 손이 4회 반복했을 때 다른 쪽 손은 5회째를 하고
  있다.
• 평소 잘 쓰는 손이 3회째를 시작할 때(이마를 가리킬 때)는 다른
  쪽 손은 '주먹'을 하고 있다.

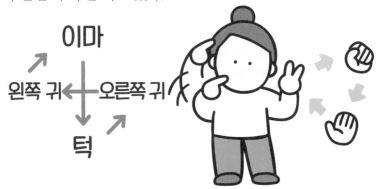

이마

왼쪽 귀 ← 오른쪽 귀

턱

두 손을 동시에 최대한 빨리 움직이자.

평소 주로 쓰는 손은

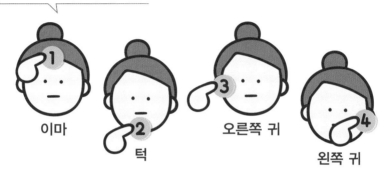

이마   턱   오른쪽 귀   왼쪽 귀

다른 쪽 손은

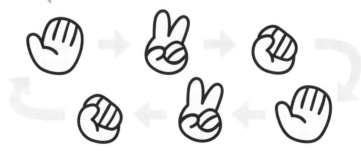

평소 잘 쓰는 손을 4회 반복하는 데 걸린 시간	초

두뇌 체조 ④ ≫ 활성화 트레이닝② 공간 인지

　지금까지 전두전야를 단련하는 뇌 트레이닝을 소개했다. 다음은 두정연합야가 대상이다. 두정연합야(頭頂連合野)는 말 그대로 정수리 (두정부)에 있으며 우리 주위 상황에 관한 정보를 모으고 인지하는 작용을 한다. 공간과 시간을 파악하고 시각과 청각 등 여러 감각 정보를 통합한다.

　일상생활에서는 지도를 읽거나 방향을 인식하거나 사물의 거리 및 원근감, 상하좌우를 판단할 때 쓰인다.

　전두전야 정도는 아니지만 두정연합야도 나이를 먹을수록 기능이 쇠퇴하기 쉬운 영역이므로 뇌의 '공간 인지력'을 자극해 활성화하자.

　또 전두전야뿐 아니라 두정연합야를 자극하면 뇌의 넓은 범위를 사용할 수 있다는 측면도 있다. 뇌 전체를 균형 있게 사용해 '사용하지 않으니까 쇠퇴하는' 상황을 개선하는 효과도 기대할 수 있다.

'학습'으로 지도를 읽고
원근감을 정확하게 인지하는 능력이 향상된다!

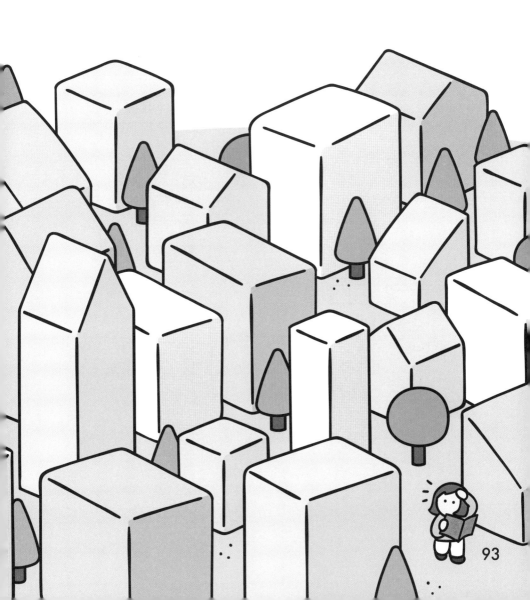

두뇌 체조 ④ 공간 인지 ❶

공간적인 정보를 뇌를 사용해서 처리하는 연습이다.

쌓기 나무로 만든 두 개의 도형이 있다.

왼쪽 도형을 머릿속에서 회전시켰을 때 일치하는 모양에는 'ㅇ', 그렇지 않은 모양에 'x'를 표시한다.

> 풀이 시간 3분
> 목표 백 점

[방법 예]

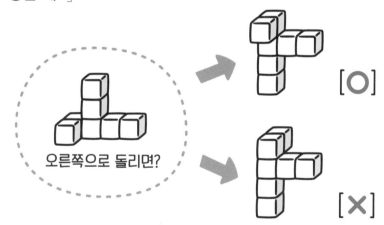

오른쪽으로 돌리면?

[O]

[X]

요령

• 똑같은 모양이어도 거울에 비친 것처럼 도형이 반대로 되어 있는 경우는 'x'로 표시한다.

① [ ]

② [ ]

③ [ ]

④ [ ]

⑤ [ ]

⑥ [ ]

⑦ [ ]

⑧ [ ]

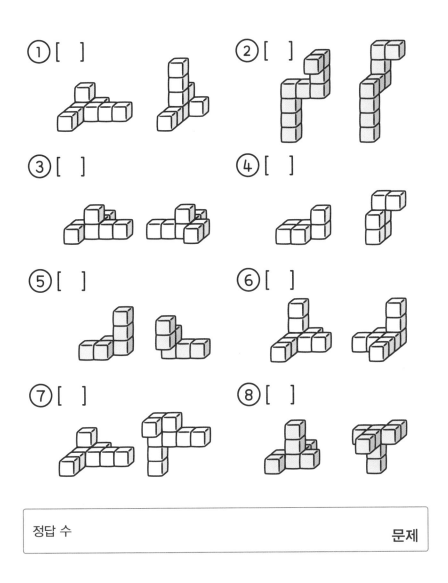

정답 수

문제

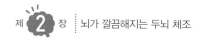

두뇌 체조 ④ 공간 인지 ②

공간적인 정보를 뇌를 사용해 처리하는 연습이다.
두 개의 글자가 있다.
왼쪽 글자를 머릿속으로 회전시켜서 오른쪽과 같이 되는지를 생각하여
맞으면 'O' 틀리면 '×'로 표시한다.

> 풀이 시간 3분
> 목표 백 점

[방법 예]

와 · ㅎ ·········· O

와 · ㅏㅇ ·········· ×

요령

• 똑같은 모양이어도 거울에 비친 것처럼 글씨가 반대로 되어 있는
경우는 '×'로 표시한다.

① 에 · 에 ☐   ② 세 · 세 ☐   ③ 누 · 누 ☐

④ 가 · 가 ☐   ⑤ 토 · 토 ☐   ⑥ 다 · 다 ☐

⑦ 차 · 차 ☐   ⑧ 케 · 케 ☐   ⑨ 헤 · 헤 ☐

⑩ 케 · 케 ☐   ⑪ 케 · 케 ☐   ⑫ 라 · 라 ☐

⑬ 구 · 나 ☐   ⑭ 메 · 메 ☐   ⑮ 레 · 레 ☐

⑯ 야 · 야 ☐   ⑰ 하 · 하 ☐   ⑱ 도 · 도 ☐

⑲ 드 · 드 ☐   ⑳ 나 · 나 ☐   ㉑ 두 · 쿠 ☐

㉒ 로 · 로 ☐   ㉓ 히 · 히 ☐   ㉔ 로 · 로 ☐

㉕ 토 · 토 ☐   ㉖ 듀 · 듀 ☐   ㉗ 세 · 세 ☐

㉘ 다 · 다 ☐   ㉙ 기 · 기 ☐   ㉚ 미 · 미 ☐

정답 수	문제

× ㉚ ○ ㉙ × ㉘ ○ ㉗ ○ ㉖ ○ ㉕
○ ㉔ ○ ㉓ × ㉒ × ㉑ ○ ⑳ × ⑲ ○ ⑱ ○ ⑰ ○ ⑯ ○ ⑮ × ⑭ × ⑬
× ⑫ ○ ⑪ × ⑩ ○ ⑨ × ⑧ × ⑦ × ⑥ × ⑤ ○ ④ ○ ③ ○ ② × ① **정답**

97

두뇌 체조 ⑤ ≫ 종합력을 단련한다

이제 두뇌 체조의 마무리 단계다. 마지막 트레이닝으로 지금까지 단련한 두뇌 '회전 속도', '기억력', '행동 제어', '공간 인지'를 한 번에 사용하는 문제를 풀어보자. 이때 가장 신경 쓸 일은 역시 '최대한 빨리'다.

다음 쪽에 그려진 **동물의 이름을 최대한 빨리 말해보자.** 단 동물 그림이 **'거꾸로 되어 있을'** 때는 동물 이름도 거꾸로 말한다.

목표 시간 30초

[방법 예]

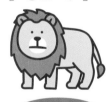

사자

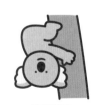

라알코

요령

• 동물은 되도록 정식 명칭으로 말하자.

○ '판다'
✕ '곰'

○ '거위'
✕ '새'

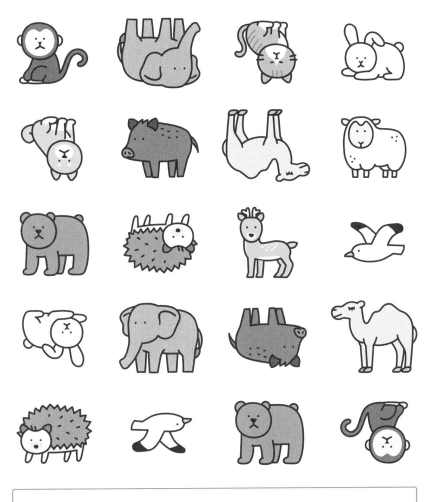

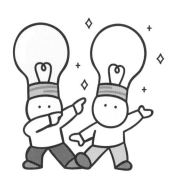

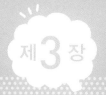

제 **3** 장

뇌에 좋은 생활,
뇌가 쇠퇴하는 생활

숫자와 글자 같은 기호를 처리하는 두뇌 체조 외에도
뇌를 활성화하는 방법들을 소개한다.

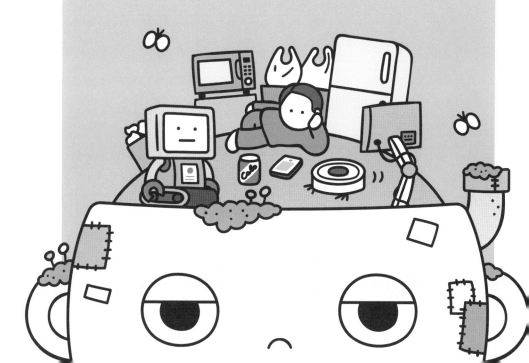

왜 쇠퇴할까? 사용하지 않으니까!

뇌에 좋은 생활이란? 이 점을 생각하기에 앞서 먼저 제1장에서 소개한 뇌가 쇠퇴하는 이유를 명확하게 설명한 문구를 다시 한 번 떠올리자.

'Use it or lose it.'

'사용하지 않으면 잃는다'는 뜻이다. 뇌가 쇠퇴하는 것은 '사용하지 않아서'이고 적극적으로 '사용하는' 습관을 들이면 쇠퇴한 기능을 회복할 수 있다고 했다.

하루 10~15분 두뇌 트레이닝을 매일 실천해 뇌를 적극적으로 사용하는 습관을 들이는 것이 이 책의 목적이다. 물론 그것만 해도 대단한 일이다. 하지만….

하루 24시간 중 두뇌 트레이닝을 하지 않는 시간은 23시간 45분이다. 그중에는 수면 시간도 포함되는데, 수면 시간을 제외해도 상당히 긴 시간이다. 23시간 45분 동안 지내는 **생활에도 '사용하지 않으면 잃는다'는 생각을 적용하면 좀 더 효율적으로 뇌를 활성화할 수 있다.**

우리의 일상생활은 매일 발전하고 있다. 그중에서도 가전제품의 진화 속도는 무서울 정도다. 설거지, 걸레질, 간단한 요리 등 대부분을

'버튼 한 번'으로 해결할 수 있다. 즉 힘들여 집안일을 할 필요가 점점 없어지고 있다. 그러나 실은 그 '힘'이 생활에서 뇌를 '사용할' 절호의 기회다.

매일 하는 자잘한 일에 힘을 들이지 않아도 되게 된 대신 우리는 스스로 뇌를 사용할 시간을 깎아버리고 있다. 즉 일상생활에서 '쉽고 편리함'을 선택하는 것은 뇌의 쇠퇴를 가속화하는 일이다.

제3장에서는 두뇌 트레이닝을 하지 않는 시간에도 뇌를 사용하여 활성화하는 '뇌에 좋은 생활'을 위한 힌트를 소개하겠다.

판단 기준은 '번거로운가' 아닌가다. 손이 더 가서 '번거롭다'고 느끼는 것을 선택하기만 해도 자연스럽게 뇌를 적극적으로 '사용하는' 습관을 들일 수 있다.

물론 말은 이렇게 말해도 **쉽고 편리한 생활에 익숙해진 상태에서 갑자기 최대한 귀찮은 방법으로 바꾸면 부담스러워서 오래 계속할 수 없다.** 두뇌 트레이닝처럼 계속하는 것이 가장 중요하다. 단계를 밟아 조금씩 변화해보자.

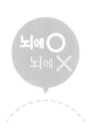

뇌에○
뇌에×

식
사

(편)

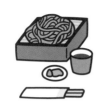

외식이나
배달로 때운다

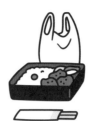

반찬이나
도시락을 사서
그대로 먹는다

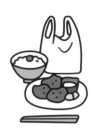

사온 반찬을
접시에 담아서
먹는다

뇌에 ✖   쉽고 편리하다

　식사는 당연히 '손수 만드는 것'이 뇌에 가장 좋다. 이미 손수 만드는 사람은 방식을 좀 바꿔보자. 목표는 메뉴를 정하고 재료를 준비한 다음, 전자레인지나 껍질 벗기는 도구 등 편리한 도구에 의존하지 않고 요리하는 것이다. 이때 균형 잡힌 식사를 할 수 있게 정식 메뉴를 정하자.

　생활습관을 바꾸는 것이 정말로 뇌(腦)에 좋은 영향을 미칠까? 2005년, 60세 이상의 남성(男性)을 대상으로 '매주 두 시간 이상 요리 강습을 받고 각

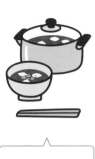

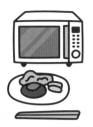

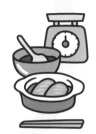

반찬
한 개만이라도
직접 만든다

전자레인지나
편리한 도구를
이용해 만든다

되도록
손수
만든다

힘들고 번거롭다 ➡ 뇌에

자 집에서 매일 30분 이상 요리를 약 3개월 계속하는' 실험을 했다.

결과는 그래프처럼 실험 전후에 전두전야의 기능이 향상되었음을 알 수 있었다. 그와 함께 사고력과 종합적 작업 수행 능력도 높아졌다.

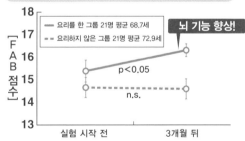

하루 30분 요리로 뇌가 젊어졌다!

뇌 기능 향상!

— 요리를 한 그룹 21명 평균 68.7세
--- 요리하지 않은 그룹 21명 평균 72.9세

$p < 0.05$

n.s.

위의 그래프는 도호쿠대학과 오사카가스가 공동으로 한 요리 실험의 결과다. 매주 두 시간 요리 강습을 받고 집에서 매일 30분 이상의 요리를 한 그룹과 하지 않은 그룹을 대상으로, 3개월 뒤 전두전야 기능을 측정했다. 그 결과 요리를 한 그룹의 기능이 훨씬 향상했음이 판명되었다.

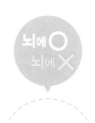

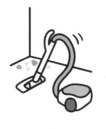

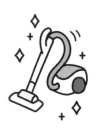

뇌에○
뇌에✕

청소

| 로봇청소기를 돌린다 | 가끔 눈에 띄는 곳만 청소기를 돌린다 | 매일 청소기를 돌린다 |

뇌에 ✕ 쉽고 편리하다

　최근 맹활약하는 청소기나 일회용 청소포는 매일 해야 하는 청소를 훨씬 편하게 해주었다. 최근에는 버튼 하나만 누르면 되는 로봇청소기까지 보급되었다. 그러나 이 역시 너무 의존하면 뇌를 쇠퇴시킨다. 청소기보다는 빗자루와 먼지떨이, 청소포보다는 걸레가 당연히 손이 많이 가므로 두뇌가 단련된다.

　왜 요리와 청소를 자기 힘으로 하는 것이 뇌에 좋은 영향을 줄까? 직접 요리나 청소를 하려면 그

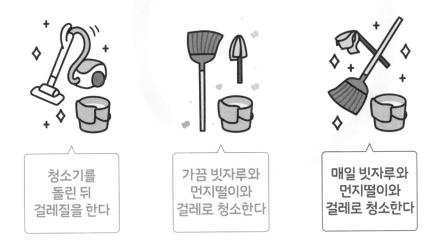

| 청소기를
돌린 뒤
걸레질을 한다 | 가끔 빗자루와
먼지떨이와
걸레로 청소한다 | 매일 빗자루와
먼지떨이와
걸레로 청소한다 |

힘들고 번거롭다 → 뇌에

에 맞는 '준비'를 해야 하기 때문이다.

요리할 때는 먼저 메뉴를 생각하고 필요한 재료를 쭉 적어서 사러 간다. 시간이 걸리는 메뉴부터 먼저 만들거나 설거지거리가 많이 나오지 않도록 만드는 순서를 생각한다. 청소를 할 때는 먼저 물건들을 정리 정돈하고 빗자루나 먼지떨이, 쓰레받기로 먼지나 쓰레기를 제거하는 식으로 효율을 생각하면서 해야 한다.

준비 작업은 공간을 파악하거나 시간을 고려하거나 기억하는 등 조금 앞의 미래를 생각하는 것이다. 즉 앞서 이야기한 전두전야의 기능과 들어맞는 작업이다.

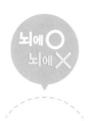

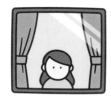

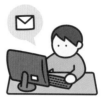

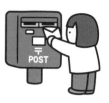

| 남과 거의 이야기하지 않는다 | 이메일을 보낸다 | 편지나 엽서를 보낸다 |

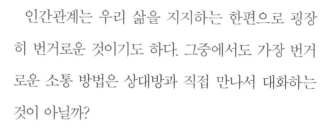

뇌에 ✕ 쉽고 편리하다

인간관계는 우리 삶을 지지하는 한편으로 굉장히 번거로운 것이기도 하다. 그중에서도 가장 번거로운 소통 방법은 상대방과 직접 만나서 대화하는 것이 아닐까?

어떻게 보면 당연한 일이지만 휴대전화와 컴퓨터가 보급됨에 따라 사람과 사람이 마주하며 대화한다는 번거로운 기회가 확연히 줄었다. 이메일이나 편지, 전화로도 상대방과 교류할 수 있지만 직접 대

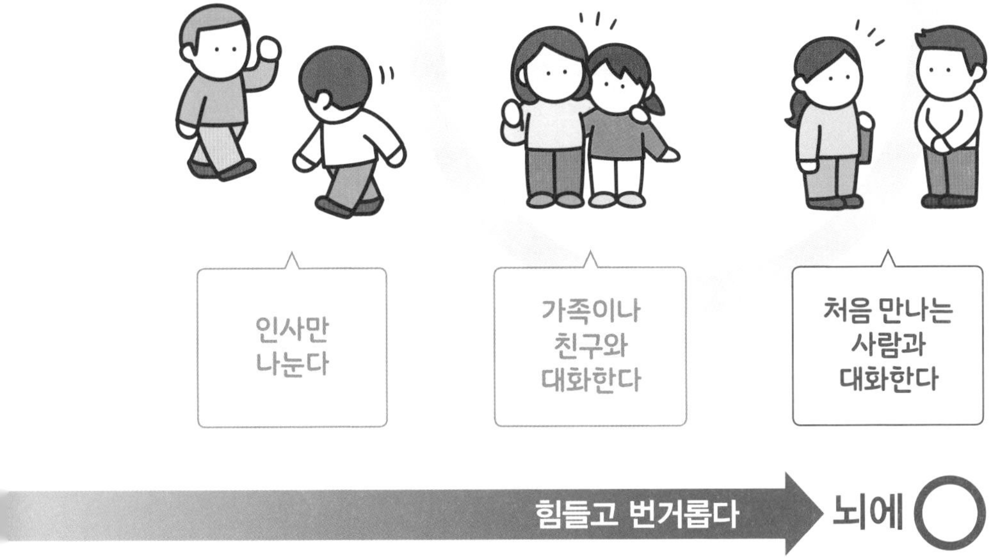
인사만
나눈다
가족이나
친구와
대화한다
처음 만나는
사람과
대화한다
힘들고 번거롭다
뇌에 ○

화하는 것과 비교할 바가 아니다. 그만큼 두뇌 트레이닝을 할 기회가 사라졌다는 말이다.

대화할 때는 상대방이 처한 상황과 처지를 생각하거나 표정과 목소리 상태를 살피며 그 사람의 기분을 추측하면서 동시 진행으로 자신의 기분을 말로 표현해야 한다. 때로는 상대뿐 아니라 대화하는 장소(환경)도 생각하며 말을 고르거나 목소리 크기와 높낮이를 조정해야 한다. 동시에 할 일이 많다는 것은 그만큼 뇌를 복잡하게 사용하는 것이다.

무리하지 않는 범위에서 조금씩 '번거로운' 편을 선택하도록 하자.

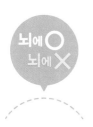

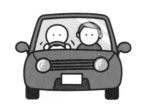

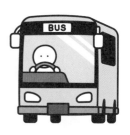

운전기사가
운전해준다

버스나
지하철을
탄다

이동

(편)

뇌에 ✕ ◀ 쉽고 편리하다

　건강이 좋지 않아 선택의 폭이 좁은 사람도 있을 것이다. 그렇지 않고 자신의 의사로 이동 수단을 정할 수 있는 사람은 이동하는 데 드는 수고로움을 다시 한 번 생각해보자. 예를 들어 집에서 역까지 이동한다고 하자. 두뇌 체조를 위해서는 아주 먼 거리가 아니라면 걷기를 선택해야 한다. 걸으면 오감이 자극받을 뿐 아니라 어느 골목으로 돌아간다거나 도로 표지판의 의미를 생각해야 하므로 뇌의 다양한 기능이 자연스럽게 작동한다.

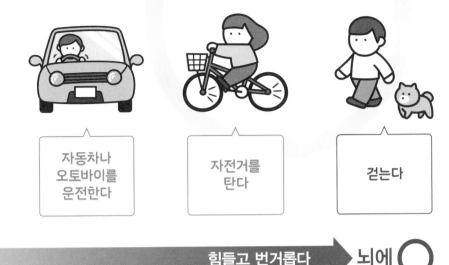

| 자동차나 오토바이를 운전한다 | 자전거를 탄다 | 걷는다 |

힘들고 번거롭다 ➡ 뇌에 ○

　다른 사람과 말을 해야 하게 될 수도 있고 몇 시에 출발해서 몇 시에 도착하고 몇 분 지하철을 타야 할지 이동에 필요한 '준비'를 생각해야 한다. 요리나 청소를 할 때처럼 말이다. 또한 제1장에서 말했듯이 유산소운동이 뇌에 좋은 영향을 준다는 점도 걷기를 추천하는 이유 중 하나다. 만약 지금 다른 사람이 운전하는 차를 타고 다닌다면 지하철이나 버스로 이동해보자. 자전거를 타고 다닌다면 걸어가는 등 지금보다 딱 한 단계만 더 귀찮은 방법을 선택해보자.

　주 2회 지하철을 이용할 경우, '한 번은 자전거, 한 번은 걷기'라는 식으로 좀 더 세세하게 쪼개어 단계를 밟아가는 것도 좋다.

뇌를 노화시키는 두 주범,
'TV'와 '스마트폰'

TV와 스마트폰은 쉽고 편리한 생활의 상징이다. 정보를 얻는다는 이유로 매일 사용하는 경우에는 주의해야 한다. 이 책을 읽는 독자 여러분의 연령대를 생각하면 스마트폰보다는 TV를 더 많이 볼 수도 있겠다.

우리 연구팀은 TV를 볼 때 뇌의 어느 부분이 활동하는지 측정하는 실험을 했다. 시청 중 주로 움직이는 것은 시각을 관장하는 후두엽과 청각을 관장하는 측두엽이었다. 즉 TV를 볼 때 뇌는 '보는 것'과 '듣는 것'에만 쓰인다는 말이다. 또한 사물을 생각할 때 일하는 전두전 야의 혈류가 저하되었다. 전두전야의 작용이 억제되면서 릴랙스 상태 로 바뀌었다.

한편 스마트폰에 관해서는 아직 아이를 대상으로 한 데이터밖에 없지만, TV를 볼 때와 같은 상태임이 밝혀졌다.

'릴랙스'라고 하면 좋게 들린다. 뇌에도 휴식이 필요하므로 느슨하게 움직이는 것 자체는 나쁜 일이 아니다.

그러나 어린이의 뇌를 3년간 추적 조사한 결과, TV 시청 시간이 길수록 언어성 지능지수 발달이 떨어진다는 것을 알았다. 뇌 MRI 영상을 보아도 시청 시간이 길수록 대뇌피질 발달 상태가 뒤떨어졌다.

대상을 성인으로 바꾸어도 뇌에 좋은 일은 아무것도 나타나지 않았다. 제1장에서 말했듯이 **TV 시청 시간이 긴 고령자일수록 인지 기능이 낮다는 것이 연구로 밝혀졌다.** 통계적으로 알츠하이머형 치매가 될 위험이 커진다는 점도 알려졌다.

TV도 스마트폰도 하루 한 시간 정도 이용하면 큰 문제가 되지 않는다. 그러므로 둘 다 '적당히' 사용하도록 주의하자.

식사 관리도 두뇌 트레이닝이다

뇌에는 많은 신경세포가 있다. 신경세포에서 신경세포로 전기신호를 보냄으로써 사물을 생각하거나 몸을 움직이는 것이다.

신경세포는 오직 포도당만을 에너지로 이용한다. 포도당은 전분을 소화하여 생성되는 영양소다. 뇌를 움직이려면 전분이 포함된 밥이나 빵 같은 주식을 제대로 섭취해야 한다. 그리고 세포가 포도당을 사용하려면 비타민 B1, 크롬, 라이신, 알파리포산 등 보조 영양소가 꼭 필요하다. 이 영양소들은 하루 세 끼 균형 잡힌 식사를 통해 충분히 섭취할 수 있다. 그래야 비로소 뇌가 풀가동할 수 있게 된다.

또 세끼 중 특히 중요한 것이 '아침밥'이다.

아이들의 인지기능(認知機能) 검사를 시행했을 때, 아침 식사의 반찬 가짓수와 관련성을 조사해보니 '아침 식사의 반찬 가짓수가 많을수록 발달 지수가 높고 적을수록 낮다'는 결과가 나왔다. TV와 스마트폰의 경우와 마찬가지로 아이의 뇌에 좋은 요소가 성인의 뇌에 나쁠 리가 없다.

수면 부족이 치매에 걸릴 위험을 키운다?!

우리 몸의 세포에는 '미토콘드리아'라는 물질이 있다. 산소와 포도 당을 에너지원으로 삼고 세포가 활동하기 위한 힘을 만들어 내는 발 전소 같은 존재다. 그런데 미토콘드리아는 우리가 밤샘을 하면 그 작 용이 저하된다. 다시 말해 뇌세포를 비롯해 몸 전체의 세포에 '전기 공급'이 원활하게 되지 않게 된다. 수면 시간이 부족하면 인간의 뇌는 세포마저 이상 상태에 빠지는 것이다.

그 반면 일찍 자는 습관이 있는 어린이는 언어 테스트나 공간적 정 보 처리 능력 테스트에서 높은 성적을 보였다. 즉 수면 시간이 긴 어 린이는 기억력과 작업 능력, 도형 처리 능력 테스트, 공간적 정보 처 리 테스트에서 모두 좋은 성적을 거두었다는 말이다. 뇌 MRI 영상을 분석한 결과로도 충분히 자면 학습 및 기억과 강한 연관이 있는 '해 마'의 체적이 증가한다는 사실이 밝혀졌다.

해마의 체적이 작을수록 스트레스나 우울증, 고령자의 경우 알츠하 이머형 치매에 걸리는 경향이 크다는 보고도 있다. 기능을 유지한다 는 측면에서도 일찍 자고 일찍 일어나 양질의 수면 시간을 확보하도 록 하자.

나이를 먹을수록 뇌를 '성장'시키자

고령화 사회에서 초고령화 사회로 명칭이 바뀐 지 얼마나 시간이 흘렀을까. 인구에서 고령자가 차지하는 비율은 앞으로도 증가할 것이다.

고령자가 2020년에는 30%를 넘고, 30년 뒤인 2050년에는 40%를 넘을 것으로 추정한다. 고령자가 넘쳐나는 시대가 온다는 말이다.

그런 한편으로 연금 제도나 고령자를 대상으로 한 시설과 같은 생활 보장 측면이 누구나 안심하고 살아갈 수 있을 정도로 탄탄한가를 생각하면 불안해진다.

그런 현실을 마주하며 새삼 80대에도 90대에도 자신의 힘으로 살아갈 수 있는 것이 최고라는 생각이 든다.

우리는 나이를 먹는다거나 고령이라는 말을 들으면 쇠약해지는 모습만 떠올리는 경향이 있다. '안티에이징'이라는 말도 있듯이 나이를 먹는 것 자체를 부정적으로 인식한다.

하지만 관점을 약간만 바꾸면 나이를 먹는 것은 역사를 쌓아올리는 것으로도 해석할 수 있다. 좀 더 많은 사람이 나이를 먹는 것은 결코 나쁜 면만 있지는 않다는 것을 깨닫기 바란다.

열 살 아이가 스무 살 청년이 되는 데도, 50대 어른이 60대가 되는 데도 똑같이 10년이라는 세월이 쌓인다. 70대에서 80대가 되는 데도 그렇다. 몇 살이 되어도 그렇게, 쌓여가는 나날을 긍정적으로 생각하며 자신의 성장을 축복하자.

10년간의 심신의 변화를 '쇠퇴'가 아닌 '성장'으로 느낄 수 있으려면 반드시 두뇌 체조와 육체적 운동을 하고 생활습관을 개선해야 한다. 우리의 뇌와 몸은 몇 살이 되어도 단련할 수 있으므로 하면 할수록 호응해 줄 것이다. 생활습관을 바로 하면 흐트러지기 쉬운 마음도 중심을 잡게 된다.

나이를 먹음에 따라 나타나는 현상은 약간의 노력으로도 제동을 걸 수 있다.

그러니 모든 것을 나이 탓으로 돌리며 자신의 가능성을 스스로 닫아버리지 않기를 바란다.

가와시마 류타

감수자
이주관

부산 주관한의원 원장으로 동국대학교 한의과대학을 졸업했다. 대한한방성장학회 전 회장, 인제대학교 물리치료학과 외래교수 역임했으며, 한의사모임 맥진내경치법연구회장, 한의자연요법 지부회장이다.
『근골격계 질환과 테이핑요법의 임상 실제』, 『침구진수』, 『그림으로 보는 수진』, 『건강을 얼굴에서 찾다—망진면진』, 『향기치료: 아로마테라피와 첨단의료』 등의 번역서와 『고려의학 침뜸치료의 묘미』, 『맨손요법의 진가』를 감수했다. 또한 MBC·KBS·KNN 등 건강프로그램에 다수 출연했다.

- http://www.주관한의원.com/
- 휴대전화 : 010-9315-6633
- e-mail : jook1090@hanmail.net

역자
오시연

동국대학교 회계학과를 졸업했으며 일본 외어전문학교 일한통역과를 수료했다. 번역 에이전시 엔터스코리아에서 출판기획 및 일본어 전문 번역가로 활동하고 있다.
주요 역서로는 《당신의 뇌는 최적화를 원한다》, 《핵심정리 비즈니스 프레임워크 69》, 《거꾸로 생각하라》, 《일 잘하는 사람의 6가지 원칙》, 《월급쟁이 자본론》, 《회계의 신》, 《드러커 사고법》, 《생각만 하는 사람 생각을 실현하는 사람》, 등이 있다.

치매 걸린 뇌도 좋아지는
두뇌 체조

1판 1쇄 발행 2018년 11월 27일
1판 2쇄 발행 2019년 5월 15일

지은이 가와시마 류타(川島隆太)
감수자 이주관
옮긴이 오시연

발행인 최봉규
발행처 청홍(지상사)
출판등록 1999년 1월 27일 제2017-000074호

주소 서울특별시 용산구 효창원로64길 6(효창동) 일진빌딩 2층
우편번호 04317
전화번호 02)3453-6111 **팩시밀리** 02)3452-1440
홈페이지 www.cheonghong.com
이메일 jhj-9020@hanmail.net

한국어판 출판권 ⓒ 청홍(지상사), 2018
ISBN 978-89-90116-84-0 03510

이 도서의 국립중앙도서관 출판시도서목록(CIP)은 e-CIP홈페이지(http://www.nl.go.kr/ecip)와 국가자료공동목록시스템(http://www.nl.go.kr/kolisnet)에서 이용하실 수 있습니다. (CIP제어번호: CIP2018033031)